知乎

有问题 就会有答案

U0320131

寻找
百忧解

一个精神科
医生的
观察手记

陈百忧

著

台海出版社

写在故事之前

我做精神科医生的 12 年里,接触过各种奇异症状的病患。

有的病患完全活在自己的幻觉世界中。比如有个病人,坚信自己身体里有个机器人,动不动就放电,这个病人甚至能感到触电的痛苦,还能和这个机器人对话,机器人跟他说:"直到你消失了,我才会消失"。

有的病患是"木僵患者",严重的可以一连几天保持一个姿势不动。症状轻一点的,则是行动十分迟缓。但有时他们又会突然变得敏捷而迅速,做一些让人无法预料的行为。

即使怪异的病人很多,精神病人也不都是大家想象的那样疯癫又危险。在我眼里,有的病人甚至显得有些纯真可爱。

我非常喜欢和患者聊天,听他们给我讲故事。在我的眼中,精神病人既不是天才,也不是"疯子",既不是褒义词也不是贬义词。有时候，高度认同了之后，我也区分不出什么是"正常"还是"不正常"了。

我将一些故事记录在了这本书里，故事大多发生在城市郊外风景区的山下的封闭病房，我2010年毕业之后就到了这里。

这是一个世外桃源一样的地方。在这里钱没什么用，封闭病房里连手机也不能用，生活还原成本身的样子，不被外界干扰，每个人专注于自己的内心，简单而规律的生活和锻炼。我经常在下午去女病房看她们边看电视边互相编辫子，好像看到了姥姥当年和闺蜜们下午聚会聊天的场景，时光仿佛静止一般安静而美好。

我经常想起一个叫赵文娟的女孩，她在第一次住院快出院的时候，目光灼灼地看着我，信誓旦旦地跟我说："回去之后我要开一家服装店，我要自己当老板。"那个时候，她是真的准备好了出去之后要大干一场。

还有在病房里养猫的卢伟，在猫被送走之后，他下定决心，减20斤就出院。我至今都清晰地记得跳操的时候，他脚下的地总是湿一大片。我当总住院的那段时间，经常在傍晚跟他一起打羽毛球，当时因为打球右胳膊都变粗了，穿的短袖 T 恤总是右边很紧而左边却很宽松。那是我这辈子打羽毛球打得最痛快的时候。

我也清楚地记得那天早上，当我和师姐突然意识到思琪说话了，我俩激动得又蹦又跳，全然不知早已泪流满面。

本来以为日子就这样简单而纯粹地过下去了，直到2015

2

年这个小院的安静突然被打破。因为自建的小锅炉不符合环保标准，不能再烧了，医院决定关掉这个院区。我们必须在入冬来暖气前离开，搬到市里的主院区。

我们大约提前一个月知道了这个消息，那个月每一天心情都非常沉重，很多患者都来办公室跟我们商量，想跟着我们去新病房。但因为各种情况，这里的患者一个都不能带走。

此后，我们每天都在给患者家属打电话商量以后的去处，最后根据家属的意愿，患者被分到了市里其他几家精神病院。

最后一个星期，那些医院分别派车来拉患者，走的时候，大家哭成一片，连我认为心最硬的"院霸"都哭了。

我们搬走后那个院区就空了，留下几个临近退休的后勤工人守着。后来我又回去过两次，走到我们的二层小楼下面，我抬起头。想起以前早上老远就听到老米喊"陈大夫早上好。"然后我回一句"老米早啊！"也不知道老米有没有住上他盼了好多年的新房子。

又过了几年，那几个后勤工人也陆续退休了。我最后一次路过那里，大门被厚重的木板挡着，透过缝隙看见里面杂草丛生，已经找不出路了。

新的病房在主城区里，是一个开放病房。这意味着患者住的时间会很短，很多时候还没来得及互相了解就出院了。跟以前的常年朝夕相处自然不一样，只有少数患者，会让我印象深刻。

就是在这里，我遇见了王娜，那个曾一度让我也陷入抑郁的病人。

当时我的执业年限比较短，一度无法接受自己患者心理上的疾病明明已经快治愈，却要被脑瘤夺走生命。王娜真的太美好了，一想起她，我脑中就会出现她穿着刚买的裙子转着圈给我看的场景，她得意地说"我爸给我买的。"然后我就忍不住想哭。

她的离去让我怀疑人生的意义，甚至身为一个精神科医生的意义。但也是在经历了她的故事之后，我才明白老师的那句：我们在对抗的是一个力量比我们大很多的东西。可以短暂地停下来休息，但不要放弃，也不要过度责怪自己。

还有章月樵大爷，他的故事让我一遍又一遍地感慨单独的个人在历史的洪流中是如此渺小。时隔几年，我又见到章月樵大爷，他的老伴患上了老年痴呆，大爷不再自杀，女儿回到了身边照顾他们。

无论是在过去的小院，还是新的院区，都感谢这些慷慨的患者，给我分享他们的故事，这些故事让我对人生有了更深刻的理解和认识。哪怕曾因此陷入抑郁，我仍热切地想要这些可爱的人活着。

我特别喜欢"天才捕手"给我起的这个名字——陈百忧。它来源于一个著名的抗抑郁药"百忧解"。

1974年美国礼来公司研制出了百忧解，给社会带来了极大的欢欣鼓舞。很多人认为，抑郁症和很多精神病不再是一件羞耻的事情，不再是一种人格缺陷，而是一种可治愈的疾病。

然而，以百忧解为代表的各种药物仅能够改善一部分症状，给人们一些鼓励和勇气。它让人们不再那么迷茫，仿佛在茫茫大海随波逐流的时候，能够抓住的一块浮板，但它并没有解决精神病的根源问题。

精神疾病的根源在于"人"。普通医生看到的是"病"，那个病是怎么回事，有什么办法可以治疗，是需要手术还是服药等等。精神科医生看到的是人，我们没有很多的医学操作，听患者讲话，试图理解并认同他们，就是我们的工作。

记录这些故事的过程中，我有幸得到过读者的回应。"天才捕手"公众号里有读者留言说，其实精神科病房就是"易碎心灵的港湾"。我喜欢这个说法，这也是事实。很多患者会跟我说，在难受的时候，最想回的不是家而是医院。不单是医院能打针吃药把我治好，而是喜欢里面简单安静没有歧视的生活。

同时我也发现了大家对精神疾病的一些误解，有读者留言说，既然知道他们生病的原因，为什么不做心理治疗呢？我能感受到读者内心的着急，因此在开启本书的正文之前，我想先尝试着回答这个问题。

精神科常规治疗是包括心理治疗的，虽然分很多不同的情况，但是一定会有心理治疗的部分。就好像《村上春树去见河合隼雄》里面，作为荣格派治疗大师的河合隼雄跟村上春树说，"光以一般常识思考就能够治愈的人，是不会到我这里来的。"

心理治疗帮助人们看到问题，但不一定能够解决问题。

电影《小丑》里面有句名言："有精神病的人最糟糕的是，所有人都期待你假装没病。"替故事里的人着急的读者，多多少少也有这样的想法，多希望他们没病啊！

每个人的故事里仿佛都有命运的意味。精神病好像一个牢笼，只有极少的人能够从里面逃出去。这个是非常真实的事实。很多时候，我们看到患者非常努力，我们也给他们加油，但是过不了多久，出院时信誓旦旦的人又带着好多好多症状回来了。

生病是由很多综合原因导致的，固然有社会心理学原因，也有遗传基因的因素，医生方面和患者方面再努力，有时候也治不好。

就好像有一些小树，在成长的时候，因为各种原因，长得和其他的树不一样，它身上的某一段，就是非常非常细，细到甚至不能承受自己本身的重量。在刮风下雨的时候，它很容易就从脆弱的那个地方断掉。

人能阻止刮风下雨吗？当然不能。

看到了脆弱，不一定可以治疗好。这是一个不得不接受的事实。

那精神科医生的作用是什么呢？

我希望我是一把雨伞，下雨的时候，可以拿出来稍微遮挡一下风雨，天晴的时候，就把它放在一旁尽情地去享受阳光吧。

目录

寻 找 百 忧 解

春姨和玫瑰花

钥匙碰撞的声音在精神科空阔的走廊里回荡。打开门，我跟随老师走进了第一间病房。这间病房很大，里面却没有一丝声音。7个中老年男人排成一排，蹲在窗户底下的暖气片前。还有一个男人抱着暖气上水管道，一动不动。无论老师问什么，得到的回答都不会超过四个字——

"嗯，好，没有，吃了，还行……"

7个人完全是静止的，他们就像暖气片上长出的"人形蘑菇"。这是2007年的冬天，我还在实习，第一次见到衰退患者的样子。那天有外出活动，一些精神病患者迫不及待要出去，大喊："升光了，升光了！"这是他们自己发明的词，可能是"放风"的意思。第一间病房的7个男人，在护士的催促下，先缓缓站起来，身体再慢慢晃起来。他们跟着人群往外挪，看起来就像"植物大战僵尸"里中了毒的蘑菇。

后来，我做了精神科医生，被人问过最多的问题是："你怕不怕？"患者"疯狂"的行为我不怕。"闹"恰好说明患者的功能还在，闹得越厉害，好得越快，作为医生也会有成就感。我最怕的还是衰退的患者。

2014 年 5 月，小女孩思琪来到我们精神科。她留着一头齐耳短发，圆脸还带点婴儿肥。她只有 14 岁，是科里年龄最小的患者。刚来的时候，无论我们问什么，她都木木的，没有反应，眼神也很空洞。她妈妈说，思琪这样不说话已经有四五年了。

思琪得的病叫"单纯型精神分裂症"，是精神分裂症里最难治疗的一种，几乎没有治愈的可能。得这种病的患者会慢慢封闭自己，不与人接触，完全活在自己的世界里，最后以沉默的方式断绝和现实世界的交流。

我曾经看过一个新闻，一个大学毕业生就是这类患者，他把自己关在屋里 14 年，最后活活饿死了。精神分裂症伴自闭的情况并不常见，以前我只看过相关的研究报告。思琪是我遇到的第一例。看着这个小姑娘，我不禁想，未来的某一天这个女孩也会成为"蘑菇"吗？

01

思琪有幻嗅和幻听是可以确定的，但我们不知道她有没有幻视。因为她不说话，我们只能一点点地观察和试探她。

思琪的妈妈说，女儿从小就性格内向，在幼儿园的时候就自己跟自己玩，没有朋友，也不愿意出房门。从三年级开始，思琪变得有些不一样了。她总说同学嫌弃她身上有味道。

一开始妈妈不懂，只是天天给女儿洗澡，换干净衣服，但她还是不愿意去上学。到后来，思琪开始不吃饭，说饭里也有味道。她晚上也不睡觉，说屋子里好多人，太吵了。有时候，思琪气得跟那些人吵架，但屋里明明一个人也没有。

思琪的父母文化程度并不高。那几年，家里先请大仙跳大神，把孩子越折腾越严重。后来他们把思琪带到县医院检查，医生怀疑是精神病。那时候，思琪已经不说话了，家里不死心，又把孩子送到北京去找专家，最后才确诊精神分裂症。

精神病的病因并不明确，到目前为止，精神病的诊断依然没有客观标准。很多时候，医生只能根据患者的症状和自身的经验来用药。所以得反复观察，这是精神科医生面临的最大的考验。我们曾经有个患者，老米，老是贱卖家里拿给他的好东西。还总是争取外出的机会，用卖东西的钱买回一些劣质的东西。这个患者想要的其实是一种选择权。后来我们跟他家人商量，每个月给他一些零花钱，他果然再也没有低价卖东西了。

不评价患者的行为，试图理解，才有可能帮精神病患者解决问题。

不久之后，我们发现，思琪经常走着走着，脑袋会往一边偏，像在躲避什么东西。有时候，她还会平白无故地露出恐惧的表情，像鸵鸟一样，把自己埋进被子里。我们猜测，她应该存在幻视——看到一些并不存在的东西。

思琪住的这栋二层小楼是 20 世纪 50 年代建的，掩映在高大的树丛中，即使外面艳阳高照，这儿也总是阴凉的。精神科楼里楼外就像两个世界，有时候，连我都分不清哪个是真实的。

与外面相比，精神科病房的生活显得简单而规律——固定时间吃药、活动、睡觉。人们没有被什么东西不停追赶的感觉，不焦虑，似乎更能回归内心深处，接近生活本身。每天，患者们一起看书、看电视、聊天。男患者们围在一起打牌、吹牛，女患者们互相梳头发、编辫子。如果没有新患者的大喊大叫，精神科病房真的就像一处世外桃源，甚至一些来陪床的家属也会说："不知道为什么，我居然不想走了。"

通往外界的那道大门更神奇。"110"曾经送来一个有暴力倾向的患者，警察们好不容易夺了他的刀，他又赖在警车上死活不肯下来。最后，是几个警察和家属连拉带拽地把他"搬"到了精神科病房的大门前。见我一个人去开门，警察都非常担心，在门外给我亮出了他们手上新鲜的瘀青。

"没事。"我叫患者的名字，"拿着你的东西上楼吧。"那个患者拎着包，自己上楼去了。他轻车熟路，好像刚才激烈的挣扎压根就没发生过。警察们都惊呆了，问我给他吃了什么药，是不是给他过电了，"怎么这么老实？"

"他进门了，认命了，就不会闹了。"我说。

02

我们发现，经过治疗，再闹的精神病患者最多两周就能恢复平静。但他们与他人的日常相处却是个难题——女患者之间关系更复杂。有两个同住的女患者彼此不对付，被害妄想都被激发出来了。一个人非说室友往她水杯里吐口水、下毒。于是每天外出活动她就像搬家，背个大旅行包，拎个行李箱，要把所有的行李都带上。我们赶紧把她俩分开，这个症状就没有了。

所以在病房的分配问题上，医生护士得对患者的病情、性格进行一番彻底的考量。

思琪的房间有四张床，只住着她和妈妈，还空着两张。我们考虑到思琪太安静了，就决定把梁桂春安排进去。

梁桂春 40 多岁，是个躁狂症患者。听主任说，她这次住院是因为和同事起了冲突，把领导给打了。不过在精神科病房，没人刺激她，她也不会有攻击性。梁桂春非常热情，嗓门很大，我常常还没进病房，就听到了她的声音："陈大夫，你是不是胖了？"梁桂春一点也不见外，还没等我回答又接着"补刀"："哈哈哈哈，你看我多不会说话。我这个人就是有什么说什么……"

梁桂春离过婚，有钟情妄想症，总觉得别人喜欢自己。几年前她说家附近水果店的小伙子喜欢自己，就天天去找那个小伙子。小伙子说自己已经结婚了，她就骂人家："为什么结婚了还要勾引我？我每次来你都对我笑，不是勾引是什么？"她不依不饶，最后逼得小伙子没办法，辞职了。她又跑到水果店里闹，说老板拆散了他们这对鸳鸯，还砸了店里的东西。因此，梁桂春第一次住进了精神科。

躁狂症和精神分裂症不一样，在病情发作的间歇期，患者几乎没症状，还有很好的社会功能。认识梁桂春的人大都认为她是个非常热情、非常善良的人。但他们不知道，这可能是一种病态。

梁桂春一旦发病，就觉得自己能拯救世界。她像购物狂一样，买很多东西，不是自己用，而是全捐给福利院的孤儿。她前前后后给福利院的孩子们花了五六十万，甚至把父母留给她的房产也抵押了。有一次因为买的东西太多，她欠了十几万的信用卡卡债，最后是家人东拼西凑帮她还上的。

她父母年纪大了，唯一的姐姐也彻底失去耐心，不再管她了。

正常的时候，梁桂春觉得自己挺可笑的。

03

精神科安排床位有个原则，会尽量"动静"结合，是因为共同症状在一个屋容易让情况加剧。所以把梁桂春和思琪安排在一个屋，有偶然性，但也是符合原则的。就像她们的相遇和奇迹的发生，是意料之外，也是一场必然。

那天，梁桂春一进屋就看见坐在床上的思琪，她径直走过去，一把抱住思琪，说："以后我就和你住了。我叫梁桂春，你就叫我姨吧！"思琪被突如其来的拥抱吓坏了，她又不说话，只能浑身僵硬地被梁桂春箍在怀里。思琪看着我，眼里满是慌张。我赶紧过去把梁桂春拉开。梁桂春一松手，思琪就跑到我的身边来。梁桂春倒也不介意，她开始四处跟熟人打招呼。她每次来都这样，跟人有说不完的话——这也是躁狂的症状之一。

还没下班，我就听到思琪的病房里传来搬桌子、挪椅子，叮叮哐哐的声音。我过去一看，梁桂春竟然把她睡的那张病床翻了个底朝天，正在用消毒水擦床板。我赶紧过去阻止，她求我："让我擦完这张床，剩下的我明天再擦。"躁狂症患者刚入院，确实得经历这样一个"使劲折腾"的阶段。我只好同意了。

周二早上，我刚到医院，就看到梁桂春在铁门前站着，像是在等人。她见了我就大声招呼："陈大夫，我要打电话！"为了方便管理，科室会统一保管患者的手机。查房的时候，我握着梁桂春的手机去了病房。梁桂春正站在思琪的床边，拿着削好的苹果"引诱"她。

"你叫我姨，我就给你。"思琪不理她。她又说："你点点头我就给你。"思琪还是不理她。梁桂春还是不死心，她说："春姨后背痒，你帮我挠挠？"思琪继续坐着，一动也不动。

同一间病房里，她俩一个像团烈火，另一个就像一块寒冰。"冰火"交接，让病房里的气氛尴尬极了。思琪妈妈又不知道跑到哪里去了。看着思琪无助的样子，我突然想到小学时候的自己。那段时间，我也特别不爱说话。我爸爸的朋友们经常拿我打赌："你跟她说话，要是她回答了，我就给你10块钱。"那些人纷纷来"刺激"我，无论他们许诺给我买什么，我一个字都不说。

我有点不忍心，便哄梁桂春："你让她吃了苹果，我就把手机给你。"

梁桂春是个行为很夸张的人，她"变脸"的速度非常快。她立刻可怜巴巴地求思琪："你快吃吧，宝贝，求你了！"思琪看到她滑稽的样子，一下子就笑了，还接过苹果吃了起来。

这是我第一次看见思琪笑，她的五官像花一样绽开，稚嫩的脸就立刻生动了。这真的只是一个孩子啊！我心想。哪怕在住院，思琪妈妈对她也总是一副"我才懒得管你"的样子。思琪似乎也从没见过，大人为了讨好她可以做出这样低的姿态。

04

医院规定，未成年人住院家长必须陪护。思琪妈妈留下来照顾女儿，却经常不见人影。她喜欢交际，在精神科病房里四处串门，一个星期，就和很多女患者打成一片，连病房里最不愿意说话的患者，她都能和其聊起来。每每说到兴奋处，我们办公室都能听到她尖锐刺耳的说笑声。

思琪住院快一周的时候，除了偶尔烦躁会喊叫，多数情况下，就一个人坐在病床上，不和任何人交流。每次查房，我都会刻意找思琪说话："你妈妈呢？"思琪缓慢地看向门口，不说话。我坐到思琪身旁，牵起她的手。思琪的手很粗糙，手背上有泥垢，指甲缝里也很脏。她本能地排斥肢体接触，先缩了一下，看我比较坚持，就不往回缩了，只是把手僵硬地放在自己的腿上。"你告诉我，妈妈在哪里？"我话音刚落，思琪妈妈就从别的病房赶了回来，正倚在病房的门框上看我们。思琪看了她妈妈一眼，又转过头来，眼巴巴地望着我。

经过反复摸索，我渐渐总结出了和思琪沟通的尺度。我知道，今天和她的沟通就只能到此为止了。如果继续问，思琪就该生气了，要么是把脸转向墙角，要么干脆面壁躺下，一动不动。

通过一周的努力，虽然思琪还是不说话，但至少对外界有了回应。

"今天下午洗澡，你给她好好搓一搓。她手背、耳朵后面都很脏。再把衣服给她好好洗洗。"出门的时候，我和思琪妈妈说。"一给她洗她就叫，谁敢惹啊！"思琪妈妈不在意。"那也要洗干净了！"我突然严肃起来，大声说。

在精神科病房，大多数患者都说我温柔，有耐心。但对思琪妈妈，我总有股莫名的火。我小时候父母不在身边，因为身上脏，受过很多委屈。当我第一次看到思琪身上脏兮兮的时候，就有一股想把她搂在怀里的冲动。

"你看她现在这个样子，衣服都看不出颜色了，还以为是没人要的孩子呢。你这个当妈的看着不心疼吗？"

虽然思琪妈妈一脸不情愿，但表示下午会帮女儿搞好个人卫生。等我查完所有病房，准备锁门的时候，安静的楼道里又传出了思琪妈妈响亮的声音。她正在给另一个患者看手机里孩子的照片——思琪有个9岁的弟弟。

周二下午，女病房里传来哭喊声，格外惊心，哭声中还夹杂着女人的叫骂："你以为我想给你洗啊？！陈大夫让我把你洗干净了，你赶紧配合，不然她又说我不管你……"我赶紧去病房，只见屋子中间放了一盆水，思琪妈妈正拿着一条说不出是灰色还是绿色的毛巾，想洗掉思琪身上的泥垢。不知道为什么，思琪妈妈穿得干干净净，用的东西却总是看不出本来的样子。

也许是被弄疼了，也许是不愿意，反正只要妈妈一碰，思琪就躲，妈妈也不管那么多，抓着思琪就要洗，弄得孩子又哭又叫。很多精神病患者都生活懒散，不修边幅。但大多数情况下，只要旁人督促，患者都会配合，很少有像思琪这样抗拒得这么厉害的。思琪显然对妈妈有很多抵触的情绪。

当时，梁桂春正在水房洗床单。虽然医院会定期统一清洗床单，但她等不及，也信不过。她总要亲手把床单洗了又洗——当然，这也是她躁狂的症状。梁桂春听到思琪的叫喊，她湿着手就跑了进来，一把夺过思琪妈妈手上的毛巾。她对着那条毛巾看了看，最后把它扔到一边："宝贝，还是姨给你拿条新毛巾吧。"

换了崭新的毛巾，梁桂春又重新打了一盆水。我看到她在打水之前，把那个盆里里外外洗涮了好几遍。不一会儿，她就端着一盆干净的，温度适宜的水放在凳子上，又把凳子挪到了思琪的床边。"咱们先把你这个小脏手泡一泡。泡好了姨再给你搓，这样就不疼了。"她说。这一次，思琪竟然不反抗了，她顺从地把手放进盆里，非常乖巧。

看到这和谐的一幕，思琪的妈妈讪讪地站到了一边。

05

周二我值夜班，傍晚的时候，精神科病房的大门门铃一直在响。先后来了两三拨人，都是来找梁桂春的。他们大多是梁桂春的朋友，还有一些是她曾经的雇主。梁桂春没犯病的时候，在一家医院当护工。她热情如火，做事尽心尽责，总能把病人照顾得妥妥帖帖。家属们喜欢她，就算病人出院回家，也会继续请她去照顾。因为精力旺盛，梁桂春还接了一些家政保洁的工作。她干活麻利爽快，和很多雇主也保持着很好的关系。

梁桂春的躁狂带来的生命力和热情是很多人稀缺的，非常具有感染力和吸引力。她给曾经的雇主朋友们打电话，说需要一些十几岁女孩穿的旧衣服，很多人专程开车送到医院。那些衣服虽然穿过，但基本都是九成新。

梁桂春把衣服拿回病房，要给思琪换上，可思琪说什么也不愿意。梁桂春也不逼她接受，就把那些衣服一套套地整理好，搭配起来，不一会儿就铺满了两张床。

精神科病房的生活太单一了。平时有点事，哪怕是哪个家属来探望都会引起围观。这次，很多女患者都挤进屋里，劝思琪试试。我去拉思琪的手，想把她从床上拉下来。她还是往后躲，但我明显地感觉到，她的抗拒不是很厉害。我看屋子里的人太多，没办法换衣服，就让大家都回自己的病房去了。

梁桂春又去劝，这一次，思琪居然没有拒绝。我和梁桂春交换了一下眼神，就开始帮她换衣服。整个过程中，思琪没有挣扎。我们先帮思琪穿了一件黄蓝色条纹宽松毛衣，然后配上一条米白色裤子、一双运动鞋，她整个人就亮起来了。我们趁热打铁，又帮她试了一件粉色的蓬蓬纱裙。思琪站起来的时候，我的鼻子突然有点发酸，我想起一句俗气的话，"每个女孩都是一个公主啊。"梁桂春就像灰姑娘的教母一样，把脏兮兮的思琪变成了美丽的公主，让这个女孩第一次像个女孩。梁桂春很高兴，她拍着手说好看，还拉着思琪要出去给大家看。思琪害羞地站着，不肯动，我就怂恿她去水房照镜子："看镜子里那个女孩多漂亮！"

一路上，见到思琪的患者们都很兴奋，她们赞叹着，有的开始起哄："陈大夫，给思琪照张相啊！"而思琪的妈妈从我们给思琪换衣服开始，她就一直站在人群的外圈，脸上没有过多的表情。我从这个母亲身上感受到的，更多的是一种压抑的、复杂的东西。在不知情的外人看来，她可能还不如梁桂春。可她也几乎是举全家之力在给思琪治病。

思琪家在村里开着一个小超市，这些年为了给思琪看病，全家人都折腾坏了。思琪爸爸没了斗志，超市、老人、小孩常常没人管。很多人都劝思琪妈妈别管这个女儿了，毕竟她还有个小儿子——聪明，成绩好，还懂事。但思琪妈妈就是不死心。听亲戚说我们这家医院好，她就和丈夫商量，无论如何也要来试一试。从农村到我们这家医院来治病，不符合医保的报销规定，得全部自费。但为了让思琪重新开口说话，她还是来了。

06

摇身一变的思琪成了大家心中的宝贝。之前，每次外出活动，都穿着脏衣服，脸也没洗干净的思琪往墙角一站，和周围的环境混在一起，是个不起眼的小透明。现在，她穿着粉色纱裙，即使站在墙根底下，也是一朵粉嫩的玫瑰花。不仅女患者关心她，男患者也开始打听这个小姑娘的情况。

平时外出活动的时候，患者们会打乒乓球、羽毛球。思琪会打一点乒乓球，但她打得不好，不敢和别人玩。我有空的时候，就陪着她打一会儿。

思琪经常接不住球。球跑远了，总有人主动跑去捡了再递给她。一开始她还主动跑去捡，后来没接住球时，她就站在那里等别人送给她。

活动完的思琪小脸红扑扑的。虽然还是不说话，但她会主动走到我面前来，站在很近的地方贴着我。或者，她会去找她"春姨"。

之前，思琪妈妈还会在思琪吃饭和吃药的时候出现，现在这些事情全部被梁桂春包办了。比如思琪想吃苹果，她就拿着苹果走到梁桂春面前，什么都不说，梁桂春会很自然地接过帮她削皮。思琪不找她妈妈了。我也惊奇地发现，自从梁桂春来了之后，我就很少再听到病房里传出思琪妈妈的声音了。不知道是她不说话了，还是被梁桂春的大嗓门给盖住了。

思琪的进步大家都看在眼里，她的主动行为越来越多了。每天早上，我一进病房，她就跟在我后面一起去查房。我跟别的患者说话的时候，会问她："思琪，你说是不是？"她不回答，但是会笑着低下头。我感觉她是想跟我说点什么，就从办公室给她拿了笔和纸让她写下来，但思琪没接。我把纸笔放在她的床头柜上就离开了。我明明知道这样做大概率是没用的，但内心深处还是在隐隐地期待什么。

思琪是我们精神科病房里最让医生们揪心的患者。她年纪最小，也是唯一一个不说话的。每天，我们的医生、患者频繁地和她说话，就盼望着她有一点进步。只要思琪还跟外界交流，就会离衰退远一步，不会在小小的年纪就变成"蘑菇"。

每天负责打饭的人会跟思琪说："思琪，跟我说话，我多给你打两块肉。"

帮忙捡乒乓球的人会跟思琪说："思琪跟我说话，我就把球给你。"护士抽血的时候会说："思琪，你跟我说话，我就轻一点……"大家都热切地盼着思琪开口说话。可是有时候太热切的渴望，反而会成为一种阻碍。

07

精神科病房总是关着门，但里面发生的事一点也藏不住。那天，病房里好像喜气洋洋的，思琪的妈妈笑声很大，传进了办公室。我看到护士王姐的脸上也笑盈盈的，问怎么了，她也不回答。我去查房的时候，在走廊上看到梁桂春正领着思琪活动。她们一边走，一边好像在说什么。

"思琪在说话？！"我突然反应过来。当时，师姐正站在我旁边，她为了思琪的治疗也费了很多心血。她突然使起劲来捏了一下我的手，我立即捏回去，也特别地用力。我俩简直都快要跳起来了，但表面还是故作淡定地加入了梁桂春和思琪的谈话。

"思琪，你弟弟几岁了？"

"思琪，你最喜欢吃的水果是什么？"

…………

思琪一一回答，后来我才发现，我和师姐都流泪了。师姐问我，"哭什么？""不知道啊，是眼泪自己跑出来的。"我说。

护士王姐说，昨天梁桂春感冒发烧一直躺在床上，晚上吃药的时候也没来活动室。她给思琪分配了一个任务，把药给她春姨拿过去。思琪拿着药就走了，过了一会儿，她回来把药碗还给护士。王姐看药碗里没有药了，随嘴问道："吃了还是扔了？"

"吃了。"

王姐又给两个患者发了药，才反应过来。王姐叫住思琪，她甚至感觉到了自己的声音在颤抖："真的，吃了吗？"

"嗯。"思琪淡定地回答。

"思琪说话了！"王姐说，当时活动室里所有的精神病患者都兴奋地尖叫，还有人连蹦带跳的。我真想当时自己也在场啊。

思琪开口说的第一句话，其实是对她春姨说的。据梁桂春回忆，当时思琪端着药碗去推她，她不动，只是懒懒地说："你叫我姨，我就把药吃了。"

"姨。"

梁桂春吃了药又躺下了，浑身酸痛的她居然没有第一时间意识到，奇迹已经发生了。

思琪从说话的那天起，开始慢慢建立与外界的联系。梁桂春干活的时候，她能帮忙递刷子、毛巾什么的，甚至还去了活动室，跟大家坐在一起看电视……大家都觉得梁桂春"发烧有功"。

08

思琪住院快一个月了，六月初，她的症状都没有了。除了梁桂春，她在精神科病房又多了好多姨，医生办公室里经常能听到她们聊天的声音，还有笑声。对这个小女孩，我似乎有点投情过度了，总把思琪当成小时候的自己。我给她带了一些书、画册，但思琪都没怎么翻过。

"打开精神分裂症自闭的大门，发现里面空无一物。"一个精神病学家曾经这样说。

思琪出院的那天，好像是个周五，爸爸和弟弟一起来接她。我终于亲眼看到了思琪的弟弟。有好几次查房的时候，我看到思琪妈妈正在跟儿子视频聊天。她举着手机，嘴里不停地念叨："宝贝，妈妈想你了，宝贝，妈妈爱你！"可眼前的这个小男孩和我想象中的不太一样。他的衣服脏兮兮的，脸上有两团"高原红"，仔细看，耳朵后面也有一层泥垢。那一瞬间，我竟然有点放心了。

思琪的爸爸个子不高，衣服也皱巴巴的，浑身散发出一股浓浓的烟味儿。他还不到 40 岁，头发已经有点白，像个小老头似的。我能感受到这个男人承担的压力。听到思琪叫"爸爸"，他特别激动，一个劲地和我们说谢谢。

看着穿着粉色裙子的姐姐，小男孩不敢走过去。他躲在妈妈身后，又不时地探脑袋看一下。

"姨，再见！"思琪凑过去跟梁桂春道别。我在一旁看着，内心有点期待她俩热烈地道别。可梁桂春经过一段时间的治疗，没有刚来时那么夸张了。她不那么容易情绪激动了，只是抱了抱思琪，说："以后好好的啊！"思琪一家坐上汽车出了院门，大家都忙各自的事去了。没过多久，梁桂春也出院了。

09

无论当初恢复得多好，患者过一段时间就会回来——这在精神科仿佛是一个定律。有个患者断断续续住院十多年了，他看着病房里人来人往，跟我说："这个地方有魔力。"他恨发病的自己，但在外面的时候又经常想念这里的日子。还有个患抑郁症的小姑娘，她说这里像港湾，她说："我快挺不过去的时候，就想着回来看看。"

差不多一年以后，医院门口的树刚刚发芽，思琪也回来了。思琪爸爸开的车，看起来比去年更旧了一些。他把母女俩送到就离开了。思琪妈妈和之前差不多，抹着口红，在她的能力范围内尽量做到精致。天还有些凉，思琪穿了一件白色外套，里面还是出院的时候穿的那条粉色裙子。只不过裙子上有不少深灰色痕迹，应该是吃东西沾的，洗不掉。

思琪妈妈说，上次出院回家后，思琪还是待在屋子里不爱出门。他们原打算让思琪继续读小学，和校长都说好了，但思琪去了几天就不去了。怎么劝都没用。她生活上懒散，也不会照顾自己。家里人都忙，也没顾得上。不知道从哪天开始，思琪又不讲话了。最近更严重，她睡不好觉，经常半夜喊叫。她走路也奇怪，总蹭着墙，落脚小心翼翼地，像怕踩着什么似的。

"这是我们最后一次努力。"思琪的父母明确地表态。

思琪这次回来，我发现她妈妈有些不一样了。她不怎么串门，总在病房里陪着，言语温柔了很多。她学着去抱思琪，思琪也不抗拒。甚至连护工都说，她洗的衣服比以前干净多了。

　　大家都想复制上一次的奇迹。经常有患者削好苹果送给思琪，模仿梁桂春的做法，说："我也是你姨，你叫我，我就给你。"可思琪对这一切都很茫然，没有任何反应。我没事的时候就去找思琪聊天，问她还记不记得春姨，她不排斥我坐她的床，但也没有给过我任何积极的回应。能够治愈思琪的本就不是躁狂症，而是得了"躁狂症的春姨"，她的"春姨"不在，便没人能再复制奇迹。

　　一个多月之后，思琪的爷爷生病了，她妈妈不得不回家照顾家里的生意。思琪开始一个人住院。过了一段时间，思琪爸爸没有提前打电话就来了。他的左胳膊上别着一块黑布，思琪的爷爷在几天前过世了。他很快办了出院手续，把思琪接走了。

　　之前，我就听思琪的妈妈说过，她们家附近有一个机构，是养老院和精神病院的合体。只需要花很少的钱，就可以住院，而且医保还可以报销。我不知道思琪余下来的日子会在哪里度过，但我再也没见过她了。

　　一个精神病患者被另一个患者的"病状"治愈，这是那年我们共同见证的奇迹。但奇迹终会过去，而一个精神病患者的生命里，往往有成百上千次病症的反复。

　　思琪出院后不久，梁桂春也回来了。她平均一年会发病一两次。我忍不住问她："你还记得思琪吗？"她说记得："那个不说话的小姑娘嘛！"

　　"思琪又回来过一次。"我说。"是吗？"梁桂春顺嘴回应，然后干劲满满地招呼我："陈大夫，你帮我搬一下这个桌子。底下太脏了，我得好好收拾收拾。"看着梁桂春，我再没有多说什么。

我们精神科的小楼后面有个小院，里面是患者和护工们种的菜。曾经，躁狂的梁桂春看上了后院的一块空地，说要开垦出来种玫瑰花，"那该多浪漫啊！"可是，直到梁桂春、思琪分别回到这里，又再度离开，玫瑰花都没有种下去。

那一刻我突然觉得，或许思琪就是春姨精神世界里的一朵花，那朵没能种下的玫瑰花。

猫爸爸

平常走到男病房的小铁门前，我会听到活动室传出打牌、下棋、看新闻的声音，有时还会有抢电视的吵闹声，感觉和社区老年活动中心差不多。

但有一天，我发现活动室极安静，连整日开着的电视机都关了，只有一个从来不坐凳子的患者蹲在窗下卷旱烟。望着空荡荡的走廊，我意识到，几个月来到处乱跑的 9 只猫不见了。

二楼长长的走廊两侧分布着二十来间病房，常年住着四五十名精神病患者，此刻他们大多躺在床上一动不动，情绪极度消沉：有人睁着眼睛发呆；有人唉声叹气，对我说"胳膊拧不过大腿"；偶尔有起身活动的人，一直在踢墙根，墙皮都被踢掉了。原本热闹的病房一夜之间变得死气沉沉。

我开始担心，患者要出事。

01

我们精神科病房在医院最深处，是一栋独立的二层小楼。这栋白墙红瓦的小楼被大树包围着，仿佛遗世独立的小世界。任何外人想进入这个"世界"，都只能按门铃，再由医护人员开门。昨天下午，院长没提前通知，突然来精神科大门口按门铃。跟在他身后的是一个陌生人，去开门的同事被吓了一跳。那人是院长的朋友，有亲戚犯病，想先来科里看看环境。院长带朋友刚来到二楼男病房小铁门前，就看到9只猫正追逐、打闹、舔毛，院长在走廊还差点踩到一只小猫。老护工说，院长气得脸色都变了。看到匆忙赶到的主任，开口就说："你这病房要是不想开，明天就关了！"

来到"猫爸爸"卢伟屋里，院长扫了一眼，发现散落在各处的猫窝、饭盆、水盆，闻到满屋的猫味儿。他警告卢伟：再惹事就别来住院。平时卢伟是不怕院长的。院长因为腰椎受伤，背挺不直，患者们偷偷给他起绰号"罗锅"，只有卢伟敢当面喊。但这次，卢伟怕连累主任和我们，没跟院长顶嘴。他只是站在原地，一副叛逆少年被父亲教训的模样。

院长下令把猫全抓走，之后还对我们科进行了全院通报批评。当天晚上后勤的人就来了。电工、锅炉工、厨师手拿编织袋，在二楼到处找猫，一只一只数着抓进袋子。9只猫被装上车，放生到了医院东北边的山里。抓猫时，卢伟他们就在一旁看着，有人嘴里骂骂咧咧地抗议，但不敢把猫抢过来。那晚开始，不少二楼的男患者都不吃不睡，熬了几个通宵后，都犯病了——

老田是个老好人，他总怀疑电视剧里的对话都是针对自己的，整天仰着脑袋对着屏幕里的人骂；老米是躁郁症，多数时候都是轻躁狂，最近几天他转换成抑郁发作，不再像往常一样趴在窗边喊"开饭了"，而是躺在床上抹眼泪，说活着没意思，甚至还给老伴写了遗书；老邹有严重的幻觉，只相信脑子里的声音。他的幻觉好久没出现了。结果在 9 只猫消失的第四天，他动手打了人，非说看到对方欺负自己二姐。

精神科二楼的男病房终于不再是一片死寂。但这因患者"集体"犯病而引发的境况，却令我无比悲伤。

之前我常来卢伟屋逗猫，看一会儿猫就感觉心都萌化了，会暂时忘掉烦恼。因为有猫在，卢伟和其他患者的精神状态变得暂时稳定，病房的气氛温馨了不少。此刻，小猫们打闹的画面仿佛还在眼前，盆里的水和猫粮都在，大纸箱做的窝里却找不到猫的身影。我心里也有点难受，鼻子有点酸。

"猫爸爸"卢伟此刻用被子蒙住头，蜷缩在床上。虽然是上午，但他房间黑咕隆咚的。他怕阳光，总是把淡绿格子窗帘拉得严严实实。感觉到我在靠近，他身子动了一下，再没有反应。我坐到旁边的空床上问他是不是在哭，卢伟从被子里伸出脑袋说："没哭！"眼睛却是肿的。

我一下意识到，这些猫回不来，这里有些人可能就"好不了了"。

02

"猫爸爸"卢伟是我们精神科一个奇特的存在。2010年夏天，我来精神科上班的第一天，师姐叮嘱我：别和卢伟走得太近。第一次跟主任查房，我有点兴奋，也有点害怕。当时卢伟在活动室里站着抽烟，我一眼就注意到了他。他身高一米七左右，略微有点啤酒肚，没穿病号服，而是穿着干净的短袖白T恤。他没有其他患者迟缓的动作和呆滞的眼神，浑身带着股傲气，似乎瞧不起所有人。他递给主任一根烟，主任接过，问他最近怎么样。卢伟很自然地寒暄起来，感觉他们之间不像医生和患者的关系，反而更像是朋友。

卢伟主动找我搭话，问我哪个学校毕业；正式留下，还是只是来实习。我不仅当时没能分辨出他是否患有精神疾病，挺长时间后还是搞不清楚他到底是患者还是工作人员。

后来我了解到，这人的身份果然不一般。1975年出生的卢伟是个富二代，父亲大概是他们老家那里最成功的商人。卢伟拥有大多数人想拥有的一切，他衣食无忧，住大房子，有漂亮的老婆和可爱的女儿。卢伟的女儿曾来过我们科，才15岁的小姑娘，身高已经超过父亲，头发又长又直，像模特一样，以至她都坐车走了，还有人趴在窗户上看。

然而卢伟几乎抛下这一切，主动住进了精神病院。

我心里一直有个疑问：他住在这里到底要干什么？直到我从同事那听说了2008年卢伟第一次来我们科住院时的情况。那时的他比我初见时嚣张得多，经常在病房里指挥其他人干活。他用烟或零食支使其他患者给自己倒洗脚水、打饭、清扫屋子。有一段时间，他嫌厕所臭，就直接尿在瓶子里，然后找人扔掉。他甚至在想喝酒时，让护工带酒进病房，导致那个护工被开除。为此他出了院，找朋友安排了新工作给护工。

主任不知道说过他多少次，要不是因为卢伟有"关系"，不用等院长发话，主任都想把他撵走。那个时候他看不起人，说话特别难听，骂其他患者都是傻子。主任批评卢伟："你聪明你咋住着不走！"卢伟不说话了。

卢伟患有"酒精中毒所致精神障碍"。这是病理性的酒精依赖，主要表现是晨起饮酒，每天早上醒了就找酒喝。一天到晚基本上没有清醒的时候。停止喝酒 48 到 72 个小时就会有戒断反应：会手抖、浑身大汗、出现恐怖性幻觉。长期酗酒甚至会改变人格，变得极度自私，和犯了毒瘾没什么区别。更糟糕的是，患者还会产生嫉妒、妄想，总是毫无理由地怀疑别人，甚至动手打人。戒酒一星期之后，身体上对酒精的依赖就没有了，所有的精神症状都会消失，看起来和正常人没什么区别。但时间长了，大脑结构会发生改变。卢伟完全符合这些情况。

其实卢伟可能是精神科里最傻的人。他的病只要不喝酒就没事，但他就是不长记性。多年来，他反复出了十几次院。离开的时候，他状态不错，胖了十几斤；回来的时候则是不健康的瘦，一副肝病面容，脸发黑、颧骨发红。每次他都是因为醉酒被抬着上楼，回到他独自居住的三人间。

每天早上九点查完一楼的女病房，我都会拎着一大串钥匙，放缓脚步走上发出吱呀声的红漆木楼梯，打开男病房的小铁门，行走在长长的走廊上，进出患者的屋子。精神科的小楼太老了，雨天会漏水，一些地方的墙皮已经脱落，上面留下了浅黄色的水印。卢伟的屋子比较窄，里面有三张并排的床，他把空着的两张床用白床罩盖住，去掉了被子和枕头。自己就住在离窗户最远的床上。屋里见不到太阳，无论天气多好，都拉着窗帘。他带了不少金庸的武侠小说，在床头柜上码成排，另外还有些杂志报纸。需要看书时，他宁愿开灯，也不拉开窗帘让阳光照进来。

在我看来，卢伟在精神科二楼的男病房里，为自己打造了一个舒适的独立世界，只不过之前这个世界里只有他自己。后来，他有了一群"猫孩子"。

03

猫刚来的时候只有一只。2013年3月初，路边的积雪还没化完，下午，护工带着患者们去医院的大澡堂洗澡。卢伟最先洗完，站在外面等大家时，看见草丛里有只猫在对自己叫。

这只猫可能是狸花猫和其他品种串过的，身上大部分是狸花猫的花纹，肚子上有一片软乎乎的白毛，头顶和尾巴有一段黑毛。

看着受冻的猫，卢伟心软了。他用换下来的脏衣服把猫包住，悄悄带回自己屋。医院不允许养猫，卢伟独自住在三人间，这是他在我们科的"特权"。虽然每间病房都没有门，但其他患者都不会随便进来。他找了一位熟悉的护工，要来装药的大纸箱，把一件毛衣放在里面做成猫窝，在自己的床下偷偷养猫。他又找来塑料盆装水，把一个不用的铝饭盒当食盆。最后还铺了报纸，让猫在上面拉屎。

虽然没多少人来他的屋子，但在精神科这个封闭的环境里很难有什么秘密。患者们的生活即使是十年也如一日，往往一点小改变在这里都会变得非常明显。养猫的当晚，就有患者反应听到猫叫声，但因为医院被大树和野草包围，深夜里不只能听到野猫叫，不同季节还能听到蛙鸣、鸟叫。护工也没在意。

第二天中午，老邹、老米、老田三个人首先发现了卢伟的秘密。他们在卢伟出去扔报纸时，找到了那只狸花猫。于是卢伟让三人一起来屋里，兴奋地讨论怎么养。第一件事就是起名字。这四个男人一开始叫它"二嘎子"，那是东北话版《猫和老鼠》里汤姆猫的名字。后来经老护工指点，他们才意识到"二嘎子"其实是只母猫，而且已经怀孕。四个男人七嘴八舌地改名，想起雪村唱的《东北人都是活雷锋》，他们喜欢最后那句"翠花，上酸菜"，于是猫有了名字——翠花。

因为翠花，平常不爱搭理人的卢伟和病友们成了朋友。收养翠花约三天后，我跟主任上楼查房，正巧看到老邹从卢伟屋里出来，当时他的表情有些不自然。我很少看到卢伟屋里有其他人，当时就觉得有问题。等主任查完房下了楼，我又返回卢伟屋，发现了翠花。卢伟并不打算对我隐瞒，他脸上带着笑，对自己给翠花布置的新家很得意。

"东西备得挺齐全啊。"我笑着说。卢伟一脸骄傲："那当然！"

看着正常得不像精神病患者的卢伟，我会有种恍惚的感觉：明明他只要坚持不喝酒，生活就会比普通人好太多，但他抛下妻女，常年住在精神科；而当他看向翠花的时候，眼神里总带着温柔，脸上是得意的笑容——似乎在这个周围全是重症精神病患者的地方，只要有猫，就比在外面更幸福。

04

我决定先不主动告诉主任"病房里有猫"，我觉得养猫对卢伟也许是件好事，只是有点担心秘密藏不住。买猫砂卢伟都要"贿赂"护工，怕引起注意，护工会把猫砂分装成小包，一点一点往病房里带。卢伟养猫没两天，师弟就悄悄问我知不知道楼上的秘密。大约一周后，科里除了主任，都知道翠花就在卢伟屋里。

翠花集万千宠爱于一身，她有四个"爸爸"，卢伟是亲爸，其他三个是干爹，他们每天换着花样给翠花弄好吃的。当时患者每个月只交300块伙食费，奶和蛋要单独花钱订，卢伟会每天订两个鸡蛋给翠花。翠花不负众望，长得胖胖的，肚子也在全楼男患者的注视下一天天大起来。每天查完房，我都要看看翠花，和大家一起盼着它的孩子出生。

那段时间，我隐隐觉得病房里最活跃的几个人眼神不再呆滞，有了笑意。病房里的气氛发生了微妙的改变，有一种温柔在流淌。卢伟对翠花最用心，每晚要看看翠花才能睡踏实。病房里的患者大多结过婚，用他们的话说，他们照顾翠花比当年伺候怀孕的媳妇还认真。

一个多月后，翠花生了 8 个孩子。卢伟他们恨不得在屋里拉个"英雄母亲"的横幅来庆祝。在遇到翠花以前，卢伟没有养过猫，不知道小猫应该喝羊奶。他让护工成箱成箱地买牛奶，给翠花和孩子们补充营养。小猫能吃肉以后，只要食堂做溜肉段，二楼一半的病房都会把肉留给翠花和它的孩子们。在大家的照顾下，小猫们开始满走廊乱跑，就像毛茸茸的小精灵，可爱极了。卢伟的屋子不再是其他患者不敢踏足的"禁地"，常有人来看这一屋子小猫。卢伟的脸上会露出父亲般慈祥的微笑。

因为卢伟的身份特殊，加上翠花来了之后，病房里的氛围柔和了很多，也给管理带来了好处，主任默许了卢伟养猫。平时，翠花和孩子们就住在卢伟病房中间的那张床下。那里放着从药房要来的大纸箱子，里面有毯子和不知谁带来的猫咪玩具。纸箱开口朝着卢伟的床，旁边放着两个塑料碗，分别装着水和猫粮，铝制饭盒里放着大家省下的肉菜。靠窗的床下也有大纸箱，剪到 20 厘米高，里面铺着猫砂。床上摆满了整袋的猫粮、猫砂，还有奶和罐头。

担心屋里的猫味儿，怕光的卢伟虽然坚持把窗帘遮得严严实实，却成天开窗户通风，尽量让屋里的味道小一些。一阵风吹过，阳光就会从飘动的窗帘间挤进来。

我也在这些缝隙里，渐渐看到了卢伟的内心世界——那个总是把窗帘拉得严严实实的小房间。

05

卢伟的父母经常吵架，小时候的他总会用被子把自己蒙起来，然后捂住耳朵。卢伟始终忘不掉，父母离婚后，母亲把自己交给父亲的瞬间。那是小学二年级的暑假，母亲把他送到工厂外，让卢伟自己进去找父亲。卢伟曾经跟父亲来厂里玩过，但是那天眼看着母亲转身离开的他，就在工厂大门对面呆呆地站着，从烈日当头，一直站到夕阳西下。他看着大门，就是鼓不起勇气穿过不宽的马路，走到门卫那里说出父亲的名字。他记得自己很渴，渴到连口水都分泌不出来，嘴唇都粘到牙齿上。他特别想哭，又告诉自己，"男子汉不能哭"。

那天就像一个梦，始终徘徊在卢伟心中。哪怕人到中年，他依然无法从这个梦中挣脱。卢伟已经忘记，当时自己是怎么见到父亲，又是怎么跟父亲回家的。他讲述这段经历的时候，没有流露出情绪，和平时一样声音很低。我却不自觉地咽口水，他当时的口渴和悲伤似乎传递给了我。直到现在，卢伟都不敢看太阳，阳光刺眼的时候，他会觉得口渴。他说，那种渴的感觉，喝再多水也不能缓解。日落时，总有强烈的悲伤像浪一样打过来，他想号啕大哭，又觉得男子汉不能哭。卢伟睡觉时，常用被子蒙着头，我不知道他是否会躲在被窝里哭。

卢伟的羽毛球打得很好，有天晚上五点多，我叫卢伟去院子里打羽毛球。他有点犹豫，但还是来了。打了没一会儿，他就出了好多汗。开始我还嘲笑他，后来他干脆不接球了，只是原地站着。我才意识到，挂在天边的夕阳又扰动了他的心。打球前，他特地挑了面朝夕阳的位置，大概是想挑战一下自己。看着他满头大汗，一副不知所措的样子，我眼前好像出现了那个小学二年级时的小男孩。

我让他上楼休息，他艰难地爬木楼梯，感觉用掉了全部力气，完全没有平时的灵活劲。卢伟进屋就在床上躺着。晚上八点发药，我上楼看他，他还是一动不动。

卢伟母亲离开不久，他父亲辞职"下海"去了深圳，后来又带着钱回老家承包矿山，成了当地有头有脸的人物。他父亲外出做生意那些年，把卢伟托付给一个"铁子"，这人后来成了卢伟的师父。师父是火车司机，跑长途货运，一出车就是十来天不在家，回家就喝酒。师父总说师娘出轨，不出车的时候就跟踪师娘。家里肥皂被人动了，屋里有烟味儿，全成了捉奸的线索。师父还常把卢伟拉到一边，问家里有没有野男人来过，但卢伟从来没见过。后来师父师娘吵架升级，离婚了。现在想来，卢伟的师父应该有对酒精依赖的人常见的"嫉妒妄想"。

卢伟上初中时，跟师父喝了第一杯酒。他告诉我，自己突然觉得那种萦绕在心里的口渴感消失了。他第一次喝醉，童年时父母留给他的阴影也模糊了。之后卢伟经常和朋友们喝酒，只要喝醉，所有的压力、彷徨、痛苦就都没了。他觉得自己的思路变得非常开阔，之前无法做出的决定喝醉后就能马上做出。喝酒，并且喝醉，成了卢伟今后人生中最重要的事情。

卢伟成绩不好，勉强考上了职高，毕业后父亲让他跟着自己干，没几天他就不去了。那时父亲已经有了其他女人，生了个比他小18岁的弟弟。

没有工作的卢伟偶尔跟着师父跑车。父亲托人把卢伟安排进了铁路，就跟他师父搭班。这对相依为命的"父子"经常喝得酩酊大醉。这样的状态持续到卢伟喜欢上一个女孩。他从师父家搬出来，结了婚，生了个特别可爱的女儿。然而自己组建的家庭并不能抚平卢伟的伤痛。

在他心中，小学二年级的自己依然站在工厂大门外，被烈日炙烤，口干舌燥。

06

2003年，卢伟第一次来我们科，是来照顾师父的。师父已经是肝硬化晚期，肝性脑病、腹水，肚子大得不行。一次抽腹水就能抽出3000毫升。他还有很多精神症状，说胡话，到最后连卢伟都不认识了，总说有人追杀自己。

当时师父住的病房就是后来卢伟住的三人间。害怕师父坠床，卢伟把两张床并在一起，自己就住在另一张床上。打滴流的时候，师父经常乱动，卢伟就一直在旁边握着师父的手，直到结束。他每次都要握三小时左右，厕所都不上。师父一直有幻觉，有时候会打人骂人，卢伟就让他打。直到后来，师父连翻身都困难了，完全依靠胃管维持。卢伟会给他定时翻身，按摩身体。就这样伺候了几个月，卢伟把师父送走了。这件事给当时的医生、护士留下了极深的印象，老田、老米这些老患者也都看在眼里。所以即使卢伟欺负人，他们也不讨厌他，因为他们知道卢伟本性不坏。只是大家没想到，卢伟重复了师父的老路，5年后也住进了精神科病房。

2008年，卢伟33岁，他喝酒后开始呕血，查出了肝硬化早期。医生跟他说，必须戒酒。卢伟主动来到我们这里。他不敢喝酒了，但因为戒断反应，他开始手抖、浑身出汗，听到走廊里的声音就害怕，常常哭。

第一次来，他决心戒酒养好身体，回去好好过日子。家人都很介意"精神病院"这几个字，打算把卢伟送去疗养中心。他坚决反对，就是要来我们这儿。

老米每天都趴在窗边看外面发生的一切，他还记得卢伟第一次来的场景。那天来了好几辆豪车，老米兴奋地叫大家去看，二楼窗户上趴了一溜儿人。卢伟从车上下来，还算精神，背着个包，后面还有人拉着他的箱子。刚开始老米就觉得卢伟眼熟，又不敢认。卢伟独自住进三人间，也不跟大家说话，整天拉着窗帘，开着灯，躲在床上看武侠小说。

卢伟只待了一两个月，回去没多久，又回来了。老田说："酒蒙子都这样，没脸。"2009年年末，卢伟离婚了，他说自己喝上酒就变成另一个人，最终有一天，他在家喝酒时，老婆说再喝就离婚。卢伟什么都没说，只是从冰箱里又拿了一瓶酒。

我问卢伟，喜欢喝酒之后的自己，还是不喝酒的自己。他说："喝了酒的自己。"每天早上起来，他都告诉自己，"只喝一瓶"。结果喝了一瓶后，他就数不清后面喝了几瓶了。

他喜欢看金庸的小说，最能理解乔峰无处可去的痛苦。因为卢伟的屋子总是很暗，听他说话，想象他描述的画面，都会让我觉得恍惚。他说，"武侠就是一个梦，生活太苦了，醒了又干吗呢？"

07

翠花和8只小猫被抓走后，卢伟除了抽烟就是睁着眼躺在床上。他不看小说，也不和人交流，整天失魂落魄的。每次看到我，他只是打个招呼，不愿聊翠花。我不知道怎么安慰他。

一天下午，他一个朋友来病房，说要请假带卢伟出去洗澡。医院规定带患者出去要签保证书。一般直系亲属来我们才会同意，朋友来是不让带走的，只有卢伟可以破例。东北人喜欢去澡堂子，以前这个人也带过卢伟出去泡澡、吃饭，每次都是准时回来，我也就同意了。

那天晚上卢伟很晚才回来，开门的时候，我闻到他身上有浓浓的酒味儿。"你不想活了？！"我质问他。这几年卢伟都是喝得难受了才住院。他的肝硬化加重了，胃也有大溃疡，呕过很多次血。外科医生跟他说，如果他再继续喝，就只能胃大切。切了胃，肝又不好，以后的状况真的不敢想。

卢伟舌头都硬了，醉醺醺地跟我说："活着有什么意思！"护工带着几个人把他抬上楼，其他人看卢伟喝成这样，已经见惯不惊了。我生气地对他朋友喊："你不知道他啥毛病啊！你带他走的时候跟我保证了什么！"那个朋友觉得理亏，一个劲道歉，说自己拦不住他。

当了多年精神科医生，我同情病房里的很多患者，觉得是命运戏弄了他们，是老天不公平才让他们受此劫难。但我一点都不同情卢伟，我对他说："我觉得你活该。你自己不愿意醒，谁也拿你没有办法。"第二天早上，卢伟觑着眼睛看着我说："陈大夫，我想清楚了一件事。我不能在这里躲一辈子，我还是得出去。""一定要喝了酒才能想清楚吗？你出去要是再喝，真会没命。"卢伟说自己不能一辈子都活在梦里。

养翠花的这段时间是他这辈子心情最好，感觉最踏实的几个月，他有了牵挂，有了寄托。卢伟觉得，自己应该出去照顾女儿。"我也看不起我自己，但是这一次，我走了就不回来了。"

卢伟给自己定了个任务——减肥20斤。不减下来，就不离开医院。他让朋友送来iPad，里面下载了很多减肥视频。这还引起了其他患者的嫉妒，一时间好多人都让家里人买。但是病房里没有Wi-Fi，如同想抽烟得找护工借火，他们想看点什么，也得找护士或护工帮忙下载。

因为翠花的离开，屋子里原本为翠花准备的东西都被拿走了。卢伟把另两张床推到边上，挪出一片空地，开始跟着视频跳操，早晚各一遍。我看过他跳操，非常认真，汗水打湿了地面。他真的开始瘦了，之前挺着的一点啤酒肚也渐渐消失。在他的带动下，病房里好多患者、护士和医生都跟着一起跳操。他的三人间装不下这些人，大家就把跳操的场地挪到活动室。

不到两个月，卢伟真的减了 20 斤。

卢伟去跟其他人告别："我这次走，就再也不回来了。"翠花的三位干爹来送他。老田让他"出去好好过"；老邹让他"别回来了"；老米因为翠花的事情，一直没从抑郁状态走出来，送卢伟的时候，一直在抹眼泪。

卢伟离开一个月后，有一天我上楼查房，站在活动室门口往里看。固定在墙上的老式电视机在放电视剧，老田找不到遥控器，踮起脚按键换频道；老邹和一个患者在下象棋；老米终于从抑郁里走出来，乐呵呵向我打招呼。换完频道，老田走过来跟我说："卢伟走一个月了，这次怕是能挺过去吧。"一个月是个坎，卢伟从第一次住院开始，每次出院不到一个月就会回来。我觉得这次他真的下了决心，应该能行。老米凑过来说："卢伟还得回来。"老邹也觉得卢伟还得回来："人犟不过命。"

很多人认为精神病患者没有理智，其实这是偏见。他们只是在发病的时候才会失去自知力，分不清现实和幻觉。听着翠花干爹们的讨论，我也不知道说什么，只是盼望卢伟能从那天下午的梦里走出来，毕竟他的母亲已经离开他快 30年了。

08

一天下午，主任接了个电话，让护工把三人间收拾一下。卢伟又被抬回来了。他回家将近一周，又开始喝酒。一旦开始，他基本就不吃东西，不喝水，只喝啤酒。一天两箱三箱，最多再吃一点点花生米。

发现卢伟酒后的状态不好，父亲让他戒酒两天，两天后他出现了严重的戒断反应。他说有人对自己开枪，躲在被子里瑟瑟发抖；还把枕芯掏出来，说翠花就藏在里面；一会儿又开始号啕大哭喊妈妈。打了针后，卢伟稍稍安静，缩在被子里发抖。又过了两天，卢伟上厕所时突然晕倒，我们这才发现他有胃出血。

院长带着其他科的医生来会诊，和卢伟父亲在我们科的办公室商量。当时卢伟的血红蛋白不到 60 克，连正常人的一半都没有。如果保守治疗止不住出血，只能手术。他还有严重的精神症状，不知道能不能挺过去。

父亲来到屋里看卢伟。这个头发花白、个子不算高的老男人，平日里哪怕不说话，都让人觉得气场十足，一看就是主事的人物。他俯身摸了摸卢伟的脸，然后向护士请教如何看监护仪上的数字。他躺在了旁边的单人床上，头枕着手臂，侧着身子，默默注视缩在被子里的卢伟。在他面前，这个快40岁的男人似乎在母亲离开后就停止了成长，当他脆弱的时候，委屈的时候，孤单的时候，就会变成那个在父亲工厂门口，不知所措地站在原地的小男孩。

一周后，卢伟的身体指标逐渐恢复正常，他又拿起了不知道看了几遍的《天龙八部》。我问卢伟："怕了吗？"他放下书说自己不太怕死，但舍不得女儿。

他脑子里有好多个场景，但分不清真假，其中一个是他出校门，母亲在马路对面看着他，一直跟着，却没走上去和他说话。我觉得影视剧里好像有这样的场景，他应该是记混了。常年喝酒的人是有"错构"的，会分不清事情的时间地点。但我不忍指出。

我问卢伟："以后还走吗？"卢伟说："这次不走了。"

后来不知道卢伟是怎么和领导那边商量的，没过多久，他父亲送来一只灰色的英短猫，怕猫怀孕，选了只公猫。猫送来以后，翠花的三位干爹又来帮忙了。这一次，条件不再简陋，同时带来的还有漂亮的猫屋，各种养猫需要的东西也不再需要遮藏。

因为是公猫，"二嘎子"这个名字终于能用了。我说这猫看起来很傲慢，和这名字不配。他们倒不介意，经常在走廊里"二嘎子、二嘎子"地大喊。我常看到卢伟坐在床上看武侠小说，二嘎子则团成一团，趴在被子上。卢伟翻书的时候会下意识地摸一下二嘎子。只是他屋子里的窗帘依然拉得严严实实，很少有阳光照进来。

看着卢伟和二嘎子，我想起另一个养猫的朋友。他的猫之前总在饭店周围流浪，每天捡垃圾吃，后来去了他家，吃上猫粮，就再没翻过垃圾桶。要知道，多少猫都有过这个坏习惯，很难改。我倒觉得，或许是猫也知道垃圾不好吃，现在过上好日子了，那些艰难求生的过往就可以迈过去了。

卢伟的坎儿是母亲离去，那之后他的成长、人生都停滞了。他反复努力想迈过自己的过去，失败了就酗酒，养好身体再继续挑战。最后他发现，躲进精神病院是最好的选择。在这里，他最不痛苦。这样未尝不可，只是他在外面的世界本可以拥有许多，比如妻女、父亲、优渥的家庭。

或许，卢伟也可以和这些毛茸茸的小家伙学一学——猫的记忆力很差，只会不断遗忘，唯一记得住的事就是：好好活下去。

自杀 60 年

作为精神科医生，工作 10 年，我听患者说得最多的一句话是：活着没意思。在正常人的观念里，不活了是一件很可怕的事情，连"想"的念头都是危险的。但我听得太多了，而且，还真遇到过一个把"不活了"当成生活常态的病患。

01

和很多人想象的不一样，精神科病房给我的最大的感受就是安静——

敲键盘的声音，日光灯电流的声音，偶尔在座位上伸个懒腰都会引来一通关注。时间在这里会被拉长，人们常常会有"时空穿越感"。门诊大楼偶有新入院的患者歇斯底里地喊叫，但很快会被各种嘈杂盖过去。我在门诊的时候，经常会觉得周围有好多"信号"，杂乱无章，找不到头绪。我在病房和病人待在一起反而会静下来，感受到生活里更多的东西。

2016 年 9 月的一天，下午两点多，门诊打来电话，说收了一个男患者，年龄比较大，腿脚不是特别灵活，让病房的人去接一下。我们医院是个挺大的综合医院，楼多，精神科病房在医院最不起眼的角落，很多工作了几年的医生护士都找不到。所以如果患者年龄大了，门诊就会打电话让我们去接，省得病人来来回回折腾。

我打开医院系统，查看这个即将入院的病人的信息，他的名字一下子就把我吸引住了——章月樵。"白发渔樵江渚上，惯看秋月春风……古今多少事，都付笑谈中……"我的嘴里念叨着，脑海中出现了一个高瘦、白发、长须、穿长衫站在船头的古代世外高人的形象，有着看透人世的豁达。给章月樵大爷起名的一定是个非常有学问的人，我心里这样想。没多久，护工就领着大爷进了办公室。

大爷果然很高，非常瘦，像竹竿一样，满头银发。因为瘦，脸颊凹陷，显得眼睛特别大，但没有神。嘴唇很薄，表情痛苦又强忍着，甚至让人觉得有点"咬牙切齿"感觉。他身体轻微颤抖，但站得很直，维持着一种庄严感。旁边搀扶着他的老伴只到大爷的肩膀，和竹竿一样的大爷比起来，好像站在"1"旁边的"0"，圆墩墩的，看起来非常慈祥。

大爷坐下后并没有像很多患者那样立刻开始讲自己的病情，而是转头看向老伴。老太太也慢慢坐下，从背着的包里拿出一个32开牛皮纸封面的笔记本，戴上老花镜，开始逐项给我讲大爷现在吃的药、服药方法、时间，吃完药之后的反应，等等。我接过那个笔记本后惊呆了，上面用非常工整的字迹记录着大爷的每一天：早上起床时的血压、心率，每一餐吃了什么，甚至连每天的大小便都有详细记录。当医生这么多年，我经常要求患者或者家属记录下吃完药的反应，通过每一天的生活，试图找到发病的规律，这样可以有针对性地处理症状。但看到那个写得密密麻麻的笔记本，我内心还是无比震撼。老太太真的是像对待艺术品一样对待大爷，我甚至能透过那些字感受到她内心的小心翼翼和理所当然。我立刻调整了坐姿，正了正腰板，内心对老太太生出敬佩之意，"姨，您以前是搞科研的吗？"我好奇地问。老太太不好意思地笑了笑，说自己退休前就是个普通的工人。

那天下午，我花了很长时间采集大爷的病史。我有很多话要说，又不知道该说些什么。那些以前在书上读过的大事件、人物都从书上跳了出来，活生生站在我面前。大爷的一生把它们全部串起来了。

02

给大爷起名的确实是一个读了很多书的人。大爷的父亲是个国民党的大官，不是带兵打仗的那种，是文官。祖辈再往上，也是做官的读书人。大爷一生下来就是名副其实的少爷。那是一个很大的家族，经常有人来家里拜访，爸爸会陪着吃饭，商量事情，妈妈会跟那些人打麻将。他自己去学校上学，也有先生来家教书。虽然那个时候全国都在打仗，但家里还是有很多佣人，一切如常。我想起电影《太平轮》里的场景，前方在打仗，后方在开舞会。

大爷童年的记忆模糊、混乱，经常想不清楚哪件事在前，哪件事在后。1948年，战事趋紧，家里也突发变故，爸爸没说一声突然就一个人去了台湾。那年大爷10岁。家里接到消息乱成了一锅粥。父亲突然走了，大爷一家没人做主，先是在分家上被欺负。伯伯伯母把他们一家从大房子撵了出来，母亲带着他们兄妹五人搬到了很小的地方住。紧接着是逃难，辗转多地投奔亲戚。关于这一段，大爷反复重复的就一句"被欺负"。

从14岁开始，大爷的记忆变得异常清晰。那一年，大爷上中学。这个从小养尊处优的少爷在流离失所中学会了忍气吞声，在学校里隐姓埋名，从来不敢惹事，连话都不敢多说，更不敢跟任何人提及自己家里的事。

但不知道怎么的，他还是得罪了两个男孩，一天被堵在了回家的路上。两个男孩扇他耳光，用脚踹他，还让他下跪。少爷出身的大爷哪里经历过这些，除了被打的痛，一种强烈的屈辱感也溢满心头。但是他不敢反抗，都一一照做了。两个男孩打完他，还威胁说以后小心点，否则见他一次打一次。大爷当时每天都战战兢兢的，不知道自己犯了什么错。从那以后，他上学不敢走平时走的大路，而是走一条需要绕过坟地的小路，这样就不会遇到那两个男孩了。即使这样，他前后也被打过三次。

他们为什么要打你呢？我问。即使事情过去60多年了，大爷回忆起来还是非常痛苦，嘴唇和手指一直颤抖，半天才告诉我："不知道，不敢问。"

我猜想，可能是大爷成绩优秀，再加上身上不小心流露出的那种少爷的优越感惹毛了那两个男孩吧。

从那时候开始，大爷一整晚一整晚不敢睡觉，稍微有一点声音就会觉得心惊肉跳的，回家也不敢跟任何人提起。有一天，大爷在路过那片坟地的时候，无意间读起上面的碑文，读着读着，居然开始羡慕埋在里面的人。以前经过这里他都非常紧张害怕，一步不敢停慌慌张张地跑过。那天，他突然不怕了。他开始观察哪些坟有人刚刚来看过，哪些坟上已经杂草丛生。这片坟地成了大爷的"秘密基地"。在这里，他会觉得自己是安全的。很多次，大爷都把这里当成睡午觉的场所。

死亡从此不再是一件可怕的事情，而是一想起来就好像"回家"一样温暖的事。

03

住院以后，大爷和老伴的默契配合让我们惊呆了。如果不是亲自看见，真的很难相信。基本上大爷一个眼神，老太太立刻就知道他想要什么，大爷都不用说话。比如大爷看一下杯子，老太太晾好的热水正好可以喝，递过去之前，老太太还会自己先试一试是否烫嘴。

有天去查房，老太太又拿出那个记录的本子，开始跟我讲大爷昨天晚上九点睡觉，到十二点就再也睡不着了。她把护士睡觉前交给她的药给大爷吃了，然后大爷又睡了一会儿，大约凌晨四点醒来，就再也没睡。她说完，我只是感叹："你不用睡觉吗？"老太太说习惯了，在家也是这样，大爷一翻身，她立刻就会醒过来，然后开始记录时间。大爷看上去非常心安理得，仿佛一切就应该是这样的。我内心感动之余，还是觉得有点不舒服：很难想象一个人会完全为了另一个人活着，这是怎样一种感情？

老太太这种细致入微的照顾，他们两人早就习以为常，却在入院第二天就导致了隔壁床张大爷和张大妈的家庭矛盾。这边老太太正跟我汇报大爷的情况，突然，隔壁床的张大爷把饭盒摔在了地上。张大爷也是抑郁症，老伴平时在女儿家带孙子，张大爷和谁都无法相处，平时就一个人在家住。他不在科里住院的时候，每天晚上都要打很多遍我们的值班电话，问我们他刚刚吃了 A 药，现在可不可以吃 B 药。张大爷不吃医院食堂做的饭，更不吃外卖，也拒绝坐公交车，说里面人多细菌多，怕生病。每次来住院，老伴都忍耐着他的喜怒无常，每天都来给他送饭。但是老伴每天辛苦送来的饭，张大爷又百般嫌弃。张大爷除了自己难受，也把身边的每一个人都折磨得痛苦不堪。张大爷的老伴好几次在我面前哭，说一人得抑郁症，一家人都跟着遭罪。自己委屈几十年就算了，现在连 4 岁的孙子都得让着爷爷。

"他咋就活得这么自私呢？"张大爷老伴的指控是我听得最多的抑郁症家属的抱怨，抱怨他们沉溺在自己的哀伤中不愿出来，完全看不到周围人的付出。而现在情况更糟了。从章月樵大爷入院，张大爷就开始不愿意在床上待着了，他非常焦躁，一个人在走廊里走来走去。我们问起来他就说心烦，但是烦什么他自己也不知道。显而易见，看到自己隔壁床的老头被老伴无微不至地照顾，他又羡慕又嫉妒，所有的情绪都发泄到了自己老伴送来的饭上了。张大爷摔饭盒的时候，他老伴正在水房洗水果，听到张大爷的骂声赶紧回了病房。张大爷立马开始指责老伴做的饭从来没有合过自己的胃口，她根本从来没把自己放在心上，当初不知道自己怎么鬼迷心窍和这样一个女人结了婚，一辈子没过过一天顺心的日子……我赶紧上去劝。

好不容易张大爷不说话了，张大娘又不干了，说，你这个没良心的，照顾了你一辈子，一句好话没捞着，到头来还埋怨。最后，两个人又齐齐打电话给女儿，要办出院，去离婚。没想到一次查房居然变成了一场闹剧。

张大爷当然不会和老伴离婚，他们会继续相互嫌弃地过下去，和过去几十年一样。但章月樵大爷的老伴对他细致入微的照顾确实可以把任何家属比下去。因为担心类似的矛盾会再次发生，护士长把章大爷安排进了一个单间。

04

那个因为害怕挨打，成天战战兢兢在坟地睡午觉的少年月樵在担惊受怕中考上了大学。我不知道 50 年代的大学生意味着什么，不过这对出身书香门第的月樵少爷来说，是理所当然的事。

上大学后，虽然没有人再追在后面打他，但他还是不敢和任何人提起自己的父亲，自己的身世。那段时间他越发小心，神经也越发紧绷，每次看地图，看到自己父亲逃去的地方，他都赶紧把眼睛挪开，好像生怕被人看穿。看到报纸上提及与自己身份相关的字眼，他也会赶紧把报纸藏起来。

终于，怀揣着巨大秘密的章月樵大学顺利毕业，被分配到了东北一个厂当技术员。

这一段是老太太给我讲的。她说大爷来到厂里，立刻引发了全厂上下的轰动。这个又高又帅的大学生看起来就和别人不一样，气度不凡，对人谦虚又有礼貌，虽然平时一言不发，但总可以轻易解决老师傅都处理不了的问题。所有的女工上班都偷偷看他，哪个女孩要是能和他说上一句话，回去都可以炫耀好几天。

对于这些，大爷一点印象都没有。他终日担心的就一件事：自己的身世被揭穿。自己有一个"逃跑"了的父亲，有时候，看新闻说哪里又抓到了一个特务，枪毙了，他都觉得下一个被枪毙的就是自己。

工厂和宿舍间有一条铁路。有天大爷去上班，走到铁路边的时候想，如果就这样死了，是不是就不用害怕了？这是大爷第一次想到不活了。以前非常痛苦的时候，他总是觉得死了就好了，从来没意识到这就是"想自杀"，但那天，他真的躺在了铁轨上。因为担心被厂里其他人看见，他沿着铁轨走出很远才躺下，闭上眼睛。

多数时候他都特别容易紧张，很小的声音在他听来都像打雷一样。我经常听到抑郁症的病人说，听到手机响都会浑身紧张，吓一大跳。这个从医学上解释叫作"惊跳反应"，是抑郁症的一个症状。因为太过敏感，日常中的很多事情在抑郁症患者那里都会被放大，正常人可以很轻易耐受的不舒服，都会引起他们极度的痛苦。可那一次，青年月樵躺在铁轨上的时候，他分明觉得自己内心特别平静，暖暖的阳光晒在身上，他躺着躺着，竟然在铁轨上睡着了。他好像找回了以前在墓地里睡午觉的那种感觉。

小时候，他总是会找一个名字有意思的坟，想象那个人的一生是怎样度过的，想着想着就睡着了。在梦里，他以那个人的名义度过了一生。他说，黄粱一梦原来是真的，他真的在梦里过了一生那么长。醒来以后，有时候天都黑了，但是他不怕。

他在铁轨上睡着了，那一觉是那样香甜，应该是那些年来他睡得最香的一觉了。那时候火车少，睡醒一觉火车也没有来，他就爬起来，再回厂子里上班。

可几年后，大爷不敢睡觉了。他开始记录火车经过的时间，做了一个表，试图找出规律，准备一步步实施他的"自杀计划"。

05

就在大爷一门心思想不活了的时候，厂里的女孩们还在为他春心荡漾。女领导开始给他张罗对象，问他喜欢什么样的女孩，给他介绍了几个人选。他连看都没仔细看，因为他根本不知道谁是谁，就一直把这件事拖着。后来领导急了，总来催他，他就从里面随便挑了一个。在领导正式帮他们互相介绍之前，他对那个女孩一点印象都没有。大爷随手挑中的女孩就是后来的大娘。

倒是老太太记得很多和大爷早期交往的经历。有一次在食堂打饭，两个人排队排到了一起，饭盒还互相碰了一下；有一次打开水的时候擦肩而过，章月樵对她笑了笑。这些小细节对成天只想着"死"的人来说，怎么可能记得呢？爱情到底是什么？他们之间存在爱情吗？他们是平等的吗？这不是我能评论的。

终于，大爷找到了火车来往的规律，他决定好了要了断自己。他在火车快来的时候，提前去铁路上躺着。可一觉醒来，火车还是没有来，他再一次失败了。后来他听说，那天火车坏在路上了。

可是这次"醒来"不一样，大爷刚进厂区大门，就看到一个女孩在门口焦急地张望，看到他出现，突然放心了似的向他走过来，问他是不是生病了。他想了一会儿，才记起这个人就是领导给他介绍的那个女孩。他内心划过一阵暖流——有人惦记原来是这样的感觉。

那之后，他开始和女孩相处，很长一段时间，他不再想了断自己的事了。无论他跟女孩说什么，女孩都能理解。无论他做什么，女孩都崇拜地看着他。几个月后，他终于鼓起勇气跟女孩说了自己的身世。女孩没有嫌弃他，于是两人很快便结婚了。婚后不久，他们的女儿出生了。

06

大爷住院一周左右，我见到了他们的女儿。老太太不像其他家属那样会不断跟我说自己的孩子有多优秀，在干什么，我只在大爷入院第一天了解家庭状况的时候，听说他们的女儿在国外工作。直到我在病房遇见，老太太都只是简单地介绍，说女儿在国外的大学当老师。后来我才知道，章月樵大爷的女儿是一位非常优秀的学者。他们的女儿很瘦很高，看起来非常有学识有教养。即使是第一次见面，我也知道，那就是她了。我一进屋她就主动伸过手来跟我握手，然后自我介绍，弄得我反而有点局促。她说她常年在国外住，这一次回国开会，顺便回家来看看。一家三口在一起，有一种明显的疏离感。

在办公室，我对章大爷女儿说出了我的感觉："你爸你妈感情真好。"这位国外名校的教授苦笑了一下，跟我说："是的，他们的感情特别好。"

我跟她说了那天隔壁床张大爷的风波。她说，她太理解自己父母给别人带来的感受了。她从小就觉得自己是家里多余的人，父亲是全天下最自私的人，只活在自己的世界，从来没有管过她。母亲呢，眼里只有父亲，也完全不管自己。她小时候有次得肺炎，发烧了，在家里都没人管，最后是隔壁阿姨发现了给送去医院的。她说："可能那天父亲心情不好，母亲担心他又要自杀。"

因为父亲睡眠不好，小时候自己是不被允许哭的。母亲说有多大的委屈，受了多大的欺负，都不准哭，"哭了会打扰爸爸睡觉"。家里的饼干、罐头，只要是好吃的，全都是爸爸的。她读书的时候虽然成绩好，但父母从来没有表扬过自己，父母甚至都不关心她。后来长大了可以出国，她就申请出国了。她说，父母感情好对子女来说并不一定就全然是好事，"他们不会在孩子身上给一点注意力。"章大爷女儿的话让我理解了为什么她常年在国外不愿意回来，这个三口之家凑在一起之后又为什么会感觉疏离。对于自己父亲的病情，女儿也表现得很冷漠："我知道自己这样说非常冷血，但是大夫，我爸的病就是我妈惯的！"

07

女儿出生以后，大爷依然睡不着觉，整晚整晚地睡不着。作为厂里的业务骨干，大爷被派去北京出差。他在北京看了专家，被诊断为"神经衰弱"，开了药。睡不着的那些夜晚，他想的全是如何自杀。那时的他根本不会想到，这样反复且痛苦的过程居然会持续60多年。而更让他痛苦的是，就在那一年，大爷的担心变成了现实。他的身份被发现了，接下来就是无休止地写汇报材料。他要详细汇报自己的过去，汇报与父亲还有没有往来，还要和父亲划清界限。

很奇怪，他说他对以前的事情记忆特别模糊。按理说，十来岁的孩子应该能记得很多事情才对。但他真的记不住了。可记不住他开始编。有一天，他汇报完问题，又是一晚上没睡。第二天早上趁老太太去上班，大爷把自己之前攒的药全吃了。

这一段老太太也讲到了。她说她清楚地记得那一天上班的时候自己一直心不在焉，活干到一半，旁边的人一把推开了她——她才知道刚刚自己差点被卷到机器里面去。她突然开始觉得心惊肉跳，顾不上上班，拔腿就往家跑。推开门，她发现了桌上的遗书和床上已经昏迷失去意识的大爷。她不知道自己哪来的力气，背着这个比自己高一个头的男人一口气跑到了医院。医生说如果再晚一点，大爷就真的"过去"了。

被救回来的大爷后来又干过一回，可老太太像守护神一样，总能在第一时间把他从死神手上抢回来。我想起那天查房的时候老太太说，他一翻身，我就醒了。对于大爷的各种反应，老太太已经形成条件反射了。在老太太一次又一次强悍的保护下，大爷终于活过了那些年。

20世纪80年代末，大爷终于可以给父亲写信了。距离父亲离家已经40年，当初承受父亲不辞而别的小少爷如今已经50多岁了。家族里的其他人传来消息，说跟他父亲联系上了。大爷也开始写信。那封信他写了很久，删了又删，最后只是简单讲了讲母亲去世的那段日子，还寄去了自己现在一家人的照片。等了几个月，父亲回信了。父亲在那边已经又娶妻生子了，且病重，不愿意再见面。大爷讲的时候苦笑说："大概因为怕分家产吧。"

收到信的那天半夜，大爷从家里走出去，走了很久很久，从前经历过的苦痛一起涌上了心头——10 岁前是养尊处优的少爷，之后流离失所，后来担惊受怕，这一辈子，除了最开始 10 年是好好活着的，后来的日子都在为逃开自己的过去而活。而那个把他带到这个世界上来的人此刻就快要离开这个世界了。他早就记不清父亲的样子了，却不能去见父亲最后一面。

他反应过来的时候，自己已经来到河边，在桥上反复徘徊好几圈了。就在准备跳下去的时候，他感觉自己被人一把抱住了——回过头，是老伴。

老太太发现他半夜出门，就那样跟着他走了一路。大爷也不知道老伴是怎么做到的，但老伴就像老天给他派来的守护神，每次都能在关键时刻把他救回来。60 多年来，从 14 岁的少年开始，到现在将近 80 岁的耄耋之年，大爷一辈子想得最多的就是死亡。每一次，在接近死亡的时候，是他内心最平静的时候。

你怕死吗？我问大爷。他毫不犹豫地说，不怕。一个会被突然响起的细小声音吓得半死的人斩钉截铁地告诉我，他不怕死。而且我能感受到，对于死亡，他甚至有些憧憬。

08

心理学上有一个解释：抑郁症的人是活在过去的。在大爷的心里，他一直是那个养尊处优的少爷，只是历史的变迁让他经历了从被捧在手心里，到被踩在脚底下，再到现在他能在一个人的守护下，有尊严、体面地活着。

每天查房，老太太照旧会拿出她的小本子，很认真地跟我们汇报大爷吃完药多久以后说心慌，又过了多长时间有点头晕，躺了多久之后头晕消失了……直到有一天查房，主任对老太太说："姨啊，人不能活得那么仔细。你越是观察你有没有心慌，你就越会觉得自己心慌，你越是想看看自己有没有头晕，你就越觉得晕，越是想为什么睡不着，就越睡不着……还不如就顺其自然，该吃饭吃饭，该睡觉睡觉，该干吗干吗！"听完主任的话，老太太看着自己的本子，不知道该说什么。她每天认真坚持的东西可能真的强化了大爷的症状，就好像他们女儿说的，我爸的病就是我妈惯的。但我看着老太太，突然有点于心不忍。我在想，如果有人说你做了一辈子的事情其实没什么意义，你会怎么办？你这一辈子还有意义吗？

我没有问过老太太，你就这样照顾大爷一辈子不委屈吗？但其实我知道这个问题的答案——老太太说过，"那么多人他一下就选了我，如果不是因为当时的情况，我这种条件的人怎么可能跟他说上一句话？"

在旁人眼中，大爷和老太太似乎是两个世界的人，他们的家世、背景、性格，甚至连外貌都相差很多，如果不是因为抑郁症和由此而来的种种原因，他们可能没有办法走在一起。但正是这份连女儿都无法理解的感情一次又一次救了"两个人的命"：大爷所有的举动和情绪，老太太一个眼神就能懂；大爷不跟别人说话，要说什么都只告诉老太太，老太太再转达……60 年，她成了他和这个世界的唯一出口。

大爷其实当了一辈子的少爷，他这一辈子都是老太太的少爷。

三周之后，我给大爷换了一种副作用小一些的药物，大爷失眠的症状稍微缓解了一些，就出院了。

抗抑郁的药不可能治好大爷的抑郁症，但我突然想明白了，大爷的症状，对他和老太太而言都"意义重大"。我听过很多抑郁症患者跟我说过同样的话，他们说陈大夫，好多时候我都不愿意好，"我不知道我不抑郁了该怎么活？"抑郁会上瘾，会很容易让人沉溺其中，但症状的存在一定有存在的环境、存在的道理和存在的意义——无论是对抑郁症患者，还是抑郁症患者的家人们。有了老太太这个守护神，大爷的死亡计划从未"得逞"，而老太太也从大爷"专属"的信任和依赖中得到了满足和抚慰。每个家庭都有自己的生存方式，我们很难做判断抑郁症降临在这个家庭是好还是坏——他们借由抑郁症找到了互相了解、支撑的方式。如果有一天大爷突然好了，不抑郁了，能睡一整晚不醒了，也不会总让老太太"临危救命"了，老太太会不会真的会开始觉得自己的存在没有意义了？

我一直记得，第一次听大爷讲完自己身世的那个下午，往停车场走的时候，西边的天空被染得通红，明明只是在楼与楼的缝隙间看到了快要落下的红日，我的内心却感觉非常宽广，以前读过的诗句突然浮现在我的脑海里，"星垂平野阔，月涌大江流……飘飘何所似，天地一沙鸥。"好像杜甫晚年饱含苦愁与寂寞的感慨都借由大爷的故事说尽了。

对整个时代而言，大爷确实如沙鸥一般渺小，确切地说我们每个人都是如此。但从某种程度上来说，大爷是幸运的。他的身旁有另一只沙鸥依偎着，陪伴着，这对一个抑郁症患者来说，本身已足够温暖了。而依偎着他的那只沙鸥大概也觉得如此。

我们这一生，遇到爱并不稀罕，稀罕的是——遇到了解。

「院霸」

从我们精神科建立之初就住进来的段慧来，15 年来一天都没离开过。她把自己活成了"院霸"。2010 年 7 月，我刚毕业，被分到远离市区的山脚下的精神科封闭病房，就被这个"院霸"给"盯上"了。

01

那天下午我走进女病房活动室，三四个患者正在里面看电视。她们都隔着至少一个位置坐着，不扎堆。精神病人大部分都性格孤僻，平常也很少两个人挨着坐。我也找了个靠门的位置坐下，想说点啥，又不知道怎么开口，就跟着她们一起看电视。我喜欢观察，也记得老师的话，应该多和精神病人待在一起。也就几分钟后，一个女患者突然主动换到我旁边的座位，挨着我，问："你是新分来的研究生吗？是正式的吗？医大毕业的？"病房里好几个女患者都长得差不多，我刚来，还不太能分清她们谁是谁，但见有人主动来跟我说话，我还挺高兴的，赶紧回答："对啊，刚毕业的。"

后来我总回忆，单从这段对话看，完全是朋友间拉家常，正常得不能再正常了。但接下来就不一样了，这个女病人听了我的回答，突然变得激动，乐得跳了起来，还拍着手，大声说："太好了！"这反应明显"过度"，我心里直犯嘀咕，但想起之前同门师姐跟我说的要多观察，从患者身上能学到从书上学不到的东西，于是就顺着说："还行吧。"紧接着，毫无征兆地，这个女患者竟开始滔滔不绝地跟我讲起整个精神科里之前各种鲜为人知的"八卦"："当年有个姓李的男大夫偷偷给楼上戒酒的患者带酒，被主任抓住了就给开除了，那个人是个临时工。""还有护理员谁谁谁，她让我干活我才不给她干呢，她也是个临时工。"

…………

那天下午我们聊了很久，她讲的"本院八卦史"时间跨度长，涉及人物众多，细节鲜活丰富，条理清晰，还有点评——虽然很多评论如刚见面评论我一样，是围绕"身份"二字的——没想到，我在精神病科上的第一课，老师竟然是个女病人。

听着听着，我对面前这个女人的困惑越来越多了：这么正常的一个人为什么在精神病科里呢？或者说，她是一个精神病人吗？当时我还不知道，这个跟我聊了一下午天的女人就是本院"院霸"。

第二天一早，我刚迈进病房，一个女人热情的大嗓门就喊起来，就像老店里的店小二——"陈大夫来啦！"之后的好几天，这个女精神病人没事就站在那个门口，只要我一经过就大声地跟我打招呼，那声音在病房与走道久久回荡，异常突兀。每次查房，她还拼命地向我眨眼睛，就好像我和她之间有什么秘密似的。

——她是病房里最热情却最孤独，病情最轻却住了最久的人。

02

"一定是段慧来！"师姐听说我这两天碰上个异常热情的女患者，非常笃定地得出结论，"病房里就没有她不知道的事，护理员们都叫她'院霸'呢。"

"为啥叫'院霸'？"

"你慢慢观察吧。"师姐故意不回答。精神病人大多情感淡漠，活在自己的世界里，所以能聊天的很少，我有点庆幸难得遇上这么一个"热情"的病人。

但我还是太年轻了，当时没理解师姐的话背后的深意，就觉得这个女人挺有趣，那天下午不忙时就去病房找她了，这一找，没想到"戏"越来越多。

段慧来继续热情高涨，她不断地拿出她的零食"存货"让我吃，我不吃，她就说，陈大夫不爱吃薯片啊，那吃糖吗？她又拿出一袋糖。我实在让不过，就拿了颗大白兔奶糖放在嘴里。

我们医院远离市区，买不着东西，钱在院里是花不出去的，日常用品都需要家属探视的时候带来，所以吃的用的在患者那里都很珍贵。之前有病人家属给病人带了一只烤鸭，病人去水房洗手，回来就发现烤鸭被其他病人偷吃了。除了"偷吃"的，还经常有"偷烟"的。患者手上有没有水果、零食，就体现了患者家属来的次数和对患者的重视程度。这个段慧来算是病房里的"富婆"了。她的箱子、柜子上放着挺多吃的。我心想，家里人把她照顾得挺好啊，怪不得性格这么好。她见我吃了大白兔奶糖，终于满意了，又开始兴奋地拍手。她一高兴就会乐得拍手，一拍手我就感觉有点夸张做作，想到这儿我又提醒自己，这里是精神病科。

"陈大夫，我儿子比你大3岁，特别优秀，也是研究生毕业，现在在一个重点学校当老师。"段慧来贴着我坐在床边，献宝似的跟我说，一脸骄傲。接着，她甚至来抓我的手，要给我看手相。我并不排斥与女患者的肢体接触，患者喜欢你才会跟你亲近，特别是精神病患者。只是这个"院霸"段慧来的语气让我摸不准她想做什么——而且她什么时候打听到我的年龄的？她仔细打量着我手指头上"簸箕"的数，说陈大夫你的命挺好。然后她突然抬手拨弄起我的头发，说，陈大夫的头发好黑啊。

那天下午，她真是拐弯抹角、处心积虑地跟我聊了很久，最后我有点明白她的意思了——"院霸"是想让我给她儿子当女朋友！

03

"原来你不光被段慧来'盯上',还被'看上'了。"师姐的玩笑、段慧来的纠缠把我弄得开始尴尬了。尴尬是尴尬，不过关于这个女人的一切我都很好奇：她状况稳定，没有过激行为，"零食"也充裕，那么在家人的看护下完全可以回家，怎么就把自己混成了住得最久的"院霸"？

我很快就见识到了"院霸"的厉害。我以为，段慧来让我做儿媳妇的事只是说说，只要我不回应，慢慢也就过去了，所以那之后我渐渐减少了去病房找段慧来的次数。谁知道她真把这件事放在心上了。有天查房的时候，一个新来的患者突然问我：你是不是段慧来儿子的女朋友？我说谁说的，她说她听其他患者说的。

这怎么还传上谣了？我知道事态严重了。了解了一圈，很快知道了"院霸"经常会在一段时间内"盯上"某个人。有时候是新来的患者，有时候是轮转的大夫，比如，刚毕业的我。被她盯上的人都会陷入这样的怪圈：一开始会被她的热情感染，和她亲近，但渐渐就会对她"敬而远之"。

有个女患者缺了四颗上牙，笑的时候总是会用手捂住嘴巴，怕被人笑话。可段慧来偏偏最喜欢在新来的患者面前指着那个女患者大声宣布——"她没有门牙！"然后还要让人家展示，说："谁谁谁，你笑一个，让大家看看你是不是没有牙。"人家不干，下意识地捂住嘴，段慧来就蹿上去硬要把人家挡住嘴的手拽下来，俩女人差点打起来。

她还会毫不留情地告发自己藏药的"同胞"。精神病患者大多需要经年累月地吃药，日复一日，没个头，藏药的人很多。但我们这儿是重症病房，里面的患者大都曾给家里惹过麻烦。曾有一个男患者在幻觉的支配下把他嫂子杀了，放进衣柜里。

警察有时也会来我们这儿确认谁谁谁某段时间是不是在这儿住院，一般都是本地发生了严重的暴力案件，怀疑是精神病人所为。所以吃药在我们精神病院病房是头等大事。每天晚上八点，我们准时发药，跟患者的"斗智斗勇"也开始了：医生、护士、护工三个人一起去，患者排着队一个一个吃完药之后把嘴张开给我们检查。我们曾怀疑一个女患者藏药，可是一直抓不到。后来，就是这个"院霸"段慧来举报，对方有个巨大的龋齿，每次吃药的时候都会用舌头把药推到龋洞里去，回到病房再用牙签挑出来。我们据此一举抓获了"藏药现场"。

碰上有患者家属来探视，段慧来就更来劲了。不论是哪个患者欺负人，还是谁家的患者被人欺负了，不管是不是她亲眼看见的，她都要上去跟家属告状。有时候明明是我们已经解决了，双方也都取得原谅的问题，对方家属一来她还是要再翻出来添油加醋说一通。我渐渐萌生了一种感觉：这女人即使没有生病，也是个不招人待见的人吧。哪有人会较真、认死理、反复纠缠一件事，甚至没事找事到她这样让人尴尬、难堪的地步呢？

"她儿子确实挺优秀的，要不你考虑考虑？"我至今还记得师姐的调侃。

04

我的担心很快就在自己身上应验了。有天赶上我发药，段慧来一见是我，又提儿媳妇那茬——"我不想吃药了，你给我儿子当女朋友我就吃。"

"我见都没见过你儿子，怎么答应？"我耐下心思好好回答。见我不答应，段慧来坚决不肯吃药，她一犯倔我就拿她没办法了。后来，这种情况越发严重，她经常用"给我儿子做女朋友"这个理由抗拒吃药。

一起发药的护士比较有经验，警告她："你不吃药就让主任收拾你！"谁知段慧来突然破口大骂，一改刚才的任性风格，扯着嗓子喊主任的名字，让全楼道的人都听得见："李××！我才不怕他呢！"主任真出马了，他说你再这样我就给你儿子打电话了。段慧来竟然立马消停了。段慧来在我们这儿基本软硬不吃，但只要一说打电话找她儿子告状，她的气焰就会软下来。

原来叱咤风云的"院霸"的软肋是儿子。

可我上班很久了，这个让段慧来时刻惦记的优秀儿子从没露过面。每月来看段慧来的只有一个女人，她姐姐。姐姐比她大3岁，姐妹俩长得挺像，都身材高挑、苗条，眉眼也很像，只是姐姐看起来更柔和。但姐妹俩其实并不亲。姐姐说，段慧来从小就能歌善舞，跳舞都是最前面领舞的，合唱也总是领唱，学习也好，样样都拔尖。大家都觉得这个孩子长大了会有出息。而她自己是不怎么起眼的那个，先结了婚，嫁了个"成分"不怎么好的人，婚后好几年都没生孩子，妹妹段慧来因此还说过她是"不会下蛋的母鸡"。亲妹妹说自己的闲话，姐姐心里当然不怎么好受，所以姐妹俩只在过年过节的时候去父母家见面，私下不来往。

"怪就怪她太要强，认死理这个性格害了她。"姐姐没明着说，但段慧来的表现和她过往的经历让我慢慢意识到一个可怕的事实：这个女人之后的日子很可能还会继续在精神病院里度过。就因为她追求的"要强"与"正常"，在别人眼里都过了火。

05

段慧来那个时代上大学还靠推荐，虽然她拼命表现，但还是没有被推荐上。后来恢复高考后她又报名考了一次，也没有考上。段慧来就跟变了一个人似的，在家待了几个月，不洗头不洗澡，每天门都不出。

那个时候她父亲身体不太好，就提前退休让段慧来去接了铁路上的班。但因为不符合当时的条件，段慧来只能先当"临时工"，这对骄傲要强的段慧来而言"委屈"了。

听到这里，我开始明白为什么第一次见面她就问我是不是有正式编制的，曾经那个年月正式工有编制，又是铁路系统，是多大的荣耀与人生保证啊！估计不亚于现在别人问你在北上广"有没有房"。

好在因为能歌善舞，段慧来被安排到工会搞各种文艺活动。工会有个领导挺喜欢这个能说会道的小姑娘，想给她介绍个对象。但因为男方希望找一个带编制的，最后跟一个"处处不如段慧来"，可就是有编制的女孩在一起了——她又被卡在了编制上。那个女孩本来和段慧来关系也不错，但和男孩结婚以后，段慧来开始故意跟那个女孩吵架，两个人再也不说话了。

段慧来继续逮着机会就"表现"，经常被评为先进，后来还入了党。因为表现突出，段慧来终于有了编制，成了正式的工人。

我想起段慧来和护工吵架的时候经常骂人家"临时工"。她从1989年开始就住在我们院里的精神病科，价值观也停在了那个年代，可见她依然咽不下当年那口气。时代的局限很强地折射到这个女人的身上了。每次看到她，我总觉得她不像个精神病人，但她又好像只能生活在精神病院里。

有了编制的段慧来像多年媳妇熬成婆了似的开启了"反转人生"，她开始专门指指点点那些临时工，在单位的人缘也越来越差了。婚姻方面，错过了之前的那个男孩，段慧来挺仓促就结了婚，婚后不久就生了孩子。本来以为日子就这样过下去了，没想到后来发生的一个意外彻底改变了段慧来的人生。

1989年刚过年不久，段慧来正在铁道上走着，一列原本停着的火车突然向她开去。慌乱中，她倒在了铁轨中间。她在两根铁轨的夹缝中眼睁睁看着火车从她身上呼啸而过。火车并没有轧着她，但铁轨之下的段慧来吓得浑身瘫软，一动不能动，是铁路上的同事把她抬回去的。段慧来在床上躺了好多天，不敢闭眼睛，一闭上就能看到火车头向她开过来。

从精神科专业来说，这是标准的PTSD，就是有名的"战后创伤综合征"。在这种疾病的影响下，人的警觉性会增高，脾气会变得暴躁，睡不着觉，很多人酗酒甚至吸毒只为了麻痹自己、缓解痛苦。比如，很多经历过战争的人后来听到鞭炮声都会立刻卧倒。段慧来直到意外过后的好几个月，一听到火车鸣笛还会抖得迈不开腿，这其实不难理解，也可以应对。

我总是想，如果当时有人有这方面的知识，多给她一些陪伴和开导，也许认死理的段慧来就不会走到下一步了。

06

段慧来搬进了院里的一间空病房，因为儿子。

我们科的小楼建造年代久远，经常需要修缮。那间病房因为暖气漏水，修了几次都没弄好，比别的屋子冷很多，一直没人住。她跟谁也没说，自己半夜就搬进去了。护理员发现了让她搬回去，她又拿"护理员是临时工，没资格管她"撑了回去。

段慧来这次受刺激的直接原因是儿子。儿子是小学老师，一年通常只来医院看她两次，寒假一次，暑假一次。这次儿子要出去学习，很长一段时间都不能来了。盼不来儿子的段慧来"犯病"了，开始来回倒腾她箱子里的东西。段慧来住院的时间长，东西也比别人多，她以前单位分的房子动迁了，段慧来没有了可以回的地方，即使暂时用不上的东西也没有地方可以放。所以别的患者只有一个箱子，她有好几个。于是，一个有点怪异的场景出现了——一个女人在那间阴冷、漏水的空房间里，一边翻腾着箱子，一边哼唱着歌，像个快活得即将远行的人。

"我们的家乡，在希望的田野上，炊烟在新建的住房上飘荡，小河在美丽的村庄旁流淌，一片冬麦，那个一片高粱，十里哟荷塘，十里果香……"

她的歌声真的很美，我完全被打动了，站在门口，不忍进去打扰她。她回头看了我一眼，没有理我，把东西堆得满床都是，忙得不亦乐乎。

铁路是国营单位，福利待遇都不错，段慧来住院期间的费用由单位会计来医院定期结算。长期病假工资虽然少，但也一直给她发着。她的工资卡由姐姐拿着，也够给她儿子交学费。她用那笔动迁款给儿子的新房付了首付。所以从实际情况来说，段慧来虽然长期住在精神病院，但对自己儿子也算尽到了抚养的义务。反观这个儿子，快过年了，我也上班好几个月了，他和母亲就在同一个城市，有什么要紧的差走之前连半天来看妈妈的时间都没有？我有点难过，也无法理解。

直到一年后的一天，我远远看见一对"母子"从远处往病房这边走，儿子的手上拎了好多东西。走近了我才发现，是段慧来的姐姐，她后面跟着个瘦高的小伙，应该是段慧来的儿子。想起段慧来曾经撮合我和她儿子，我有点尴尬，明明什么都没有，却还是觉得不自在。

段慧来终于等来了儿子，她的目光一刻也不愿意从儿子身上挪开，有点想去拉儿子的手，但看着儿子挺严肃的，就把手又缩回来了。她非常高兴，嘴角抑制不住地往上扬。"北京学习怎么样？都瘦了，要多吃点，工作不要太辛苦。"段慧来一个问题接着一个，他儿子淡淡地答了几句，就跟着我出了病房。

"你还记得小时候的事吗？"我问他。"就记得她和我爸打架，总是打。电视都砸了。"当时电视可是家里一个大件，"砸电视"这事给他留下了挥之不去的印象。

"那你恨她吗？"我确实想知道答案。

07

"火车意外"过了两个月，段慧来终于缓过来一些了，但她觉得这件事绝不能就这么算了——这是事故，自己差点死了，必须有人为此负责。段慧来去找段长要说法，让段长开除当天那个开火车的司机。段长却打圆场说那个司机也不是故意的，已经批评过了，还写了检讨，罚了款。"咱就算了吧，今年的奖给你。"

段慧来不干。她成天跟着段长，他走一步她跟一步。大家都认为段慧来在无理取闹。一方面她并没有受伤，也没啥损失，还有补偿；另一方面如果要处理司机，就得上报，这种安全事故一上报，全段的"先进评优"都会被取消，受损失的是大家。段长没办法，找来段慧来的老公让他回家劝劝自己老婆。造成事故的司机也提着东西去找段慧来的老公，请他喝酒。可段慧来依然不依不饶，坚持要个说法。老公搞不定自己老婆，又在同一个单位，这么小个地方属实觉得没面子。时间一长，老公怨气也来了："你毛都没伤着一根！"没有一个人支持段慧来，老公不支持，父母也不支持。父亲说当初为了让她转正，段长是帮了忙的。加上她平时人缘就不好，好多人因为这事在看她笑话。

因为段里"不管"，段慧来最终闹到了局里。第一次见局长，局长还算客气，听她说完情况之后说一定会严肃处理，让她回去等消息。因为段慧来闹得凶，全段没有一个人得"先进"，大家的话越说越难听，段里说她长期不上班，严重违纪，要把她调去打扫卫生。老公也被单位领导约谈，说段慧来如果再继续闹，就把他的工作也停了。老公心情郁闷，出去喝酒，喝了酒话就更难听了，两个人频繁吵架，动不动就把家里的锅碗瓢盆砸得稀巴烂，甚至把新买的电视都砸了，有一次他还对段慧来动了手。后来老公干脆不回家了，段慧来就说老公在外面有人了，但也没有证据。俩人在1991年离了婚。当时儿子已经10岁了，段慧来抢着要了儿子。没过多久，段慧来老公就又结婚并且生了孩子，两人再也没有了联系。

段慧来父亲的病也越发严重了。段慧来众叛亲离，在单位只能做打扫卫生的工作。她的精神状态越来越糟糕，她不在单位食堂吃饭，说饭菜里有毒，有人要害死她，她老公也和那些人是一伙的。后来发展成说单位的人早就商量好要开车轧死她；渐渐地，她走在大街上遇到陌生人，就说人家骂她不正经；电视里主持人说了一句话，她也说人家是在提醒她要当心……

一向重视外貌的段慧来再也没有心思收拾自己，成天披头散发，不成人样。大家都觉得她"疯了"。

一语成谶。1989年快入冬的时候，距离意外发生大半年了，一天局长在回家的时候，段慧来不知道从哪儿蹿出来，拿着菜刀就向局长砍去。半年过去了，那个司机还是没有被处理，她觉得局长骗了她，于是跟踪局长，想要同归于尽。好在局长躲开了，她只砍碎了旁边的一棵白菜。段慧来很快被周围的人制服，真的被精神病院的车拉走了。

其实，我慢慢有点理解段慧来了，她固执甚至偏执地要砍领导以便要个"说法"，一方面是面子问题，我这个能歌善舞，各方面都优秀的姑娘怎么能在大庭广众下出这样吓人、难堪的事故？另一方面，也许她除了怕火车，更是怕有人——特别是她骂过的临时工们——加害自己。她的光荣竟然都是靠这点正式工有编制的身份支撑起来的，现在看来有点可笑，可在当时，编制本身就是铁饭碗，一劳永逸，命运迥异，没有人不在意。只是段慧来的在意重了点，也久了点。

每个精神病人做的事都有自己的道理，每个选择也都有因有果。我时常觉得，听她们各异的故事，循着"果"去探寻"因"，就会发现那些症结的"因"就是我们日常生活中的很多情绪：压力、执念、失落、不甘，只是我们当中的一些人出于心理和生理上的原因，没能很好地调节，才走向了极端。

从 1993 年开始，段慧来开始长期住精神病院。除了病情更严重以外，还有一个客观原因是，段慧来的父母在 1993 年前后都去世了，再也没有人能照顾她了。因为和人合不来，她先后换过好几家医院。2000 年 3 月我们医院成立了精神科病房，和铁路上有合作，段慧来是最早进来的十几个患者之一。段慧来把自己混成了"院霸"，她在这里肆无忌惮地炫耀自己正式工的身份，讽刺"临时工"，再也没人能制止或加害她了。她安全了。

08

儿子走后，段慧来还是很兴奋，晚上发药的时候又跟我使眼色，问我："我儿子是不是很帅？"我笑着说："确实很帅。"段慧来露出一个满意的表情。

"如果你不配合，我就给你儿子打电话。"我开玩笑威胁她。"你跟李主任学坏了。"段慧来头脑清楚，心情很好，也跟我开起玩笑，像个大姐。她倚在办公室和病房之间的那道门上，看见谁都打招呼，打听着别人的一切。新来的家属有时候会给她带点吃的，让她帮忙照顾自己的亲人，我终于知道了她的零食就是这么"攒"出来的。

病房里的患者来来回回的，但从没有人来接段慧来，并非她的病情比别人严重，而是她没有地方可以回。

就这样过了两三年。一天下午，段慧来的儿子突然来了，还牵着一个女孩。"她叫小刘，是单位同事，我们下个月办婚礼。"段慧来的儿子开门见山地介绍，女孩也挺大方地叫了"妈"。

儿子走后，段慧来又开始来回倒腾她的那些箱子，不过我总觉得这一次她不是犯病了。她仔细地翻着她的那些衣服，不断地试穿着，还专门跑去水房里照镜子。我突然明白了，她是准备参加儿子的婚礼吧！

没想到段慧来的希望却引来了一场新的战争。

听说段慧来儿子要结婚了，"院霸"的"仇人"孙艳玲打心眼里不痛快。看段慧来天天一件接一件地试穿衣服，孙艳玲就更看不下去了。她们两个同一天住进来，朝夕相处，就好像照镜子似的，深知彼此的一切，又互相看不起。之前她们几乎每天都会吵架，起因可以是任何小事，一吵就是一天，一吵就相互揭短。比如如果段慧来去上厕所，看见孙艳玲在里面，那她就不上了。发药的时候，排队也必须一个排头一个排尾，不然她们就会吵。

孙艳玲比"院霸"多一个症状，幻听。幻听又叫凭空闻语，明明没有人说话，但是她就是能听到声音，并且对这个声音毫不怀疑。这是精神病患者最常见的症状之一。孙艳玲总是能听到段慧来骂她。"儿子"是这两个妈妈"互殴"的最大焦点。孙艳玲也有一个儿子，但由她老公抚养。老公在她犯病的时候和她离了婚，也是再没有来往。十多年，她儿子一次都没来看过她。以前段慧来经常刺激孙艳玲，说，"你儿子多大了？""你儿子啥时候来看你啊？"

没想到这一次让孙艳玲逮着机会了，我想她所有的心思都在段慧来会不会被邀请参加婚礼上，当然段慧来肯定会更加焦急地等待。

下个月很快便到，最终，只有姐姐来看段慧来，并给科里送了喜糖。儿子的婚礼没有邀请段慧来，儿子也没再露面。吃到喜糖的那天，"仇人"孙艳玲故意问段慧来："你咋不换衣服了呢？"段慧来没有说话，第一次没有骂回去。我猜想段慧来不是不说，是憋在了心里。

有一天晚上吃完晚饭，段慧来说饭盒太油了，想去打点热水刷饭盒。开水桶在外面，平时都是护理员用水壶接了水放了温水再拎进去，但段慧来一直挺稳定的，护理员没有多想就给她开了门。她用饭盒接了一饭盒开水，就径直往孙艳玲的病房走去。孙艳玲正躺在病床上，段慧来把一饭盒热水全泼到了孙艳玲的脸和脖子上，瞬间起了好多大水泡。孙艳玲疼得大叫，段慧来在一边气势汹汹地骂道："你还胡说八道不？"看着段慧来一副视死如归的表情，我一下想到了段慧来当年用菜刀砍局长时的画面。让人有点不寒而栗。她这次是真的被戳到痛处了。

第二天，主任找到段慧来，还是用老手段威胁她，要给她儿子打电话。

"打就打呗。"这回她满不在乎。这是第一次用儿子"威胁"段慧来无效。主任还是叫来了段慧来的儿子，让她儿子赔偿孙艳玲，并且要求段慧来出院。没想到这下换孙艳玲跑来求情了："我错了，我不该胡说八道。"然后她又对主任说："我已经原谅段慧来了。"因为孙艳玲的坚持，段慧来没有被撵出院。

两个人之后还是时不时吵架，但关于儿子和家庭，她们都"很给对方面子"地不再提了。

09

对于自己的生命，段慧来似乎就留在火车驶过，以及领导不认错、不给说法的时候，再也没有向前。而她延续的希望，应该都来自自己的儿子。

我想起段慧来姐姐之前叹着气说："大人没什么，孩子可怜啊。"段慧来的姐姐只有个女儿，比段慧来的儿子小好几岁，一家人早就把段慧来的儿子当自己儿子养。孩子很感激，也很努力。身边的每个人似乎都从这场意外中脱身往前走了，只有段慧来还留在原地。

我想起第一次见段慧来儿子时问的那个问题，你恨她吗？段慧来的儿子回答："我同学都以为大姨就是我妈妈。"他几乎没有告诉任何人他妈妈是个精神病人。他的世界里仿佛从来不曾有过一个叫"段慧来"的人，又或者他很不想承认一个这样的母亲的存在。

段慧来被所有人抛弃了，彻底成了精神病院里的"院霸"。只是我也说不好，在她的生命里，"成为精神病患"和

"被抛弃"到底哪个在先。

在我印象里，段慧来只有过一个朋友，那是一个刚刚生完孩子没多久有孕产期精神障碍的患者，叫李雪。因为别的房间住满了，李雪一来就住进了段慧来那个漏雨的单间。没想到她们两个竟然一见如故，一天到晚有说不完的话，天天手拉着手坐在活动室里看电视，互相编辫子——精神科病房的生活很单调，互相编辫子是女患者之间最常见的表达友谊的方式。

有一天，李雪老公来看她，不知道为什么李雪突然犯病，上去就给了她老公一个耳光。一旁的段慧来立刻跳到凳子上，一上一下地举起手来喊："大家说打得好不好？"底下有病人跟着起哄："打得好！"段慧来又喊："要不要再来一个！"众人喊，"要！"于是李雪又打了她老公一个耳光。我们赶紧把李雪的老公带出了病房，李雪还在屋里大骂："你才是精神病！大夫你也给他做检查，把他也关进来，让他也住院！"

李雪的老公挨打的时候没有躲，挨骂的时候也没有回嘴，一直有风度地退让着。他临走的时候还跟我们说，你们这个工作真是不容易。一个情绪稳定、行为成熟的家人，比医术高超的精神科医生更能治愈患者。李雪的病情恢复得特别好，她没过多久就出院了，出院后还专门回来看过段慧来，这是我知道的段慧来唯一的朋友。

我一直在想，如果当初段慧来在遇上事的时候，也有这样一个包容、理智的家人陪在身边，也许段慧来不会到今天这一步。她住了多少年精神病院，就紧追了并不放那列火车、那场改变命运的"错误"多少年，直追到把身边人都远远甩在身后，直追到只剩自己孤身一人，要一个说法。或许在李雪的身上，"院霸"看到了自己不断被驱离的那个"家"本来的样子。

10

2015年10月，精神科要搬回市里，不再保留封闭病房了。所有的患者都要被送到其他地方。当时有几个医院备选，大部分患者都是家属替他们选的，段慧来自己给自己选了安宁医院。不知道是好事还是坏事，孙艳玲选了另外一家医院。她们终于分开了。

我去病房看段慧来，她正在来回倒腾她的那几只箱子，把一件东西放进A箱子，想了想，又拿出来装进B箱子，一会儿又觉得不妥，拿出来放进C箱子。她姐姐在一旁站着等她。

像是时光倒流，我一下又回到那天被她的歌声吸引，站在她的门口看着她穿着挺厚的棉衣在那间比别的屋子都冷的屋子里，一边精心挑选着箱子里的衣服，一边哼唱着《在希望的田野上》。"我们的家乡，在希望的田野上，炊烟在新建的住房上飘荡，小河在美丽的村庄旁流淌，一片冬麦，那个一片高粱，十里哟荷塘，十里果香……"段慧来的姐姐说得没错，她唱歌是好听的。欢快的歌声仿佛把我带到了童年的故乡，看到了在田野里奔跑着放风筝的自己。一瞬间我竟然有一种奇怪的感觉，在我们看来她是犯病了，可说不定她正自娱自乐地享受呢，享受在她定义的"正常"的世界里。

好一会儿，段慧来才打包好，跟我们说再见。望着安宁医院的面包车开出大门，我想，她这一辈子大概都会在精神病院里度过吧，虽然她病得不重。

我时常会想起段慧来，但回忆里她"院霸"的气息似乎慢慢消退。其实我从认识她开始就一直在琢磨一个问题：她究竟是不是一个"精神病人"？我承认我想得挺苦恼的。

在我看来，段慧来的人生在那次火车事故之后其实就停止了，后来的希望只在回忆与儿子身上延续，但最终，前夫与儿子都没有意识到这一点，更没有认可、接纳以及帮助她。

段慧来转走后，我有时候开会碰到安宁医院的医生，他们总会跟我抱怨说，你们医院来的那个段慧来也太能折腾了，怎么总惹事啊。

段慧来揪着不放的那些事，说到底其实都没错，但可能只有在精神病院里，一个人才能被允许这么"认死理"，这么向往"正常"。而我们要做的，或许是多一点耐心，多一点点理解，接纳每一种生命绽放的姿态。想起段慧来之前倚在门口大声跟我打招呼的样子，我有点想她了。

「院霸」的仇人

　　我写"院霸"段慧来的时候提到过孙艳玲，那个"院霸"的"仇人"。两个女人一台戏，孙艳玲和"院霸"每天都要吵架，吃药的时候也一个排队头，一个排队尾，连上厕所也不同时进。

　　和"院霸"一样，孙艳玲也是 50 来岁，也是从我们科成立就来了的老患者，住了十几年了。她眼睛大大的，皮肤很白，听老护士说十几年前她刚来的时候特别漂亮，很多男患者都喜欢她。后来她得了肺结核，瘦脱了相。

　　孙艳玲在我们院最出名的就是"下水道事件"。我清楚地记得那天早上我还没走进小楼，就看到院子里地上有好多水，整个楼里还特别暗。我满是狐疑地拿钥匙开门——屋里、走廊里、办公室都被水淹了，我甚至担心办公室电脑漏电，不得不断了电。所有的医生、护工、护士，还有从楼上下来的几个男患者一起扫水，我想帮忙，却连一个扫水的工具都没有了。

　　一楼有两个厕所，一个是医护人员用的，另外一个是女患者用的，在病房里面。护工在清理的时候发现，病房里那个厕所的下水道被堵得死死的，弄了好半天才清理出来元凶——孙艳玲的羽绒服。那是她妈妈前几天才给她买的新羽绒服。

那是 2010 年，我研究生刚毕业刚到科室，忙着熟悉环境，每一天都有很多这样的事让我惊奇不已。因为和患者接触太多，我经常会觉得他们和正常人没什么区别。但是认识孙艳玲后，我清楚地见识了什么叫"精神病患者"，也明白了为什么他们中的很多人必须住在医院里。因为很多时候，那不只是治疗，还是一种"保护"。

01

主任问孙艳玲："你为什么要堵下水道？"她一脸不在乎地说："那衣服不咋好看。"

主任生气了："不好看你不穿就是了，干吗拿来堵下水道？"她睁着大眼睛特别无辜地说："我看着烦啊！"于是她半夜就用衣服把下水道堵了，又把水龙头全部打开，这才发了大水。

有时候跟精神病患者说话，问一年也问不出所以然来，只能算了。这是我很深的体会。工作以后，我的脾气越来越好，生活中跟人发生争执，连着几句话说不清，我就会立刻说："你说得对！"小时候我看过一个小说，讲街上有两个人吵架，一个说三七二十一，另外一个说三七二十八。两人争执不下，于是去找一个特别会判案的清官。那个清官说说三七二十八的人是对的。说二十一的那个人不干了，说您怎么是非不分啊。那个大清官说，你跟说三七二十八的人争什么争？能争明白的话，他还会说三七二十八啊？！后来我进了精神科，这便成了一条很重要的"法则"：症状比理性顽固，千万不要和症状较劲，把它们当成"三七二十八"就行。

其实那段时间，孙艳玲犯病特别严重。她爸爸不久前去世了，她妈妈想把她爸爸名下的房子过户到自己名下，因为涉及产权，需要每个孩子都去公证处签字。当时已经10月末，天已经开始冷了，她妈妈来的时候给她买了一件很漂亮的羽绒服。孙艳玲迫不及待地穿上了，还特意走到"院霸"面前显摆了一下，惹得"院霸"自己在屋子里骂了半天。

从公证处回来那天，老太太特别生气，离开病房的时候还骂了几句"精神病就是精神病"。一看事情就没办成。结果没几天病房就发了大水。

公证处的事情之后好长时间，孙艳玲的妈妈一直不来看她，连交住院费都是叫别人帮忙带来的。所以除了正常吃饭以外，孙艳玲没有一点水果和零食。她开始到处管人要吃的。病房里新来的患者都被她要过，趁放风的时候管很多男患者要，去外面做检查遇到谁有吃的也管人要，做彩超的时候大夫放在桌上的奶茶她会直接拿过去喝几口。我看她实在可怜，有时候会从家给她带一些吃的来。每次她都不客气地收下，有时候还会主动说："下次想吃苹果。"

我喜欢这种直截了当的要求。

02

就这样过了大半年，第二年开春后有一天查房，孙艳玲特别兴奋。我问她有啥开心事，她也不说，就一路跟着我，在我关门的时候才偷偷塞了两个砂糖橘在我手上。我回头看她，她满脸得意的笑，那一瞬间让我相信了老护士的话——她以前很漂亮。拿着那两个橘子，我心里挺暖的，想起以前小侄子在幼儿园得了小红花，我在前面走，他也是这样偷偷塞在我手里，也是满脸得意的笑。

原来是她妈妈终于来看她了，给她带了很多好吃的。每个给过她吃的的人她都还了东西，包括她得结核的时候管过她的医生，她也专门找机会把东西给送了过去。除了她的"仇人""院霸"。当然，"院霸"也不稀罕她的这些东西。

有一天"院霸"的姐姐来看"院霸"，"院霸"就跑去跟孙艳玲显摆，说孙艳玲每次就一个老太太来，她那么多姐妹从来都不来。气得孙艳玲在自己房间吐了半天口水。

孙艳玲家一共有六个女儿，她排第二。这一点我也一直想不通，孙艳玲的五个姐妹怎么从来都不来看她呢？每次都只有70多岁的老母亲颤颤巍巍地拎着大包小包来看她。直到后来另外一个患者的家属认出了孙艳玲，说她父母早都去世了。我赶紧说你认错人了，人家妈妈每个月都还来看她呢。那个家属非常确信地说她是看着孙艳玲长大的，不可能认错。

她以前和孙艳玲的父母在一个单位，孙的父母都是铁路的老人，1966 年后，没几年就先后去世了。

我们医院前身是铁路医院，有很多铁路系统的老职工，他们之间互相认识。那个患者的家属准确地说出了孙艳玲的名字，而且孙艳玲明显也认识她。

孙艳玲 70 多岁的老母亲终于给我们讲了孙艳玲小时候的事。她说当年孩子多，又全是女孩，自己养实在困难，正好有人介绍说有一对干部家没有孩子，想领养一个女儿。老太太说，那个时候看人家家条件好，觉得把孩子送去也是享福去了，又怕自己孩子去了被嫌弃，就想着给人家挑一个"好"的。孙艳玲在姐妹中长得最好看，她就把孙艳玲送去了。我听得心里发酸，这绝不是错，却在当时成了被选中的理由。

当年老邻居的话和孙艳玲母亲的话让我们拼凑出了整个事情的经过，也第一次真正"认识"孙艳玲。

孙艳玲的养父母在收养她之后，没几年就因历史原因被"打倒"了。她从一个娇生惯养的小姐一下子成了被人欺负的对象。虽然过了几年父母就平反了，但孙艳玲在此期间经历了巨大的生活落差，精神在那个时候受到了很大的冲击，没多久就得了精神病，后来也离了婚，夫家完全不认她。

孙艳玲只能被接回家由养父母照顾，养父母去世之后就长期住精神病院，由单位工会的人负责，也难怪孙艳玲和她另外几个姐妹完全没有感情。

单位的人一直想给孙艳玲找一个监护人，因为都在铁路系统，有人知道事情的来龙去脉，就找来亲生父母，问还认不认她。孙艳玲的父母商量了一下，还是认回了自己的女儿。

人生真的是让人无限感慨，送出去的是一个六七岁天真可爱的小姑娘，接回来时已经是个30多岁还患上精神病的女儿了。

03

也许是因为精神病所致的情感淡漠，孙艳玲见到自己亲生父母时并没什么特别的感觉。

她没有开心，也没有愤怒，好像所有的事情都是理所当然的。反倒是亲生父母把她接回家之后，一心想着要好好弥补一下这个受了苦的孩子。正好他们也都退休了，就经常带她去见以前的熟人，甚至带她去旅游，想着散散心会对她的病情有好处。估计他们内心还有隐约的期待，期待她某一天会奇迹般地痊愈。

但毕竟是两个上了岁数的老人，真的没法照顾这个得精神病的女儿。

精神病分为"文疯子""武疯子"和"花疯子"，孙艳玲就是典型的"花疯子"，见到男的就爱脱衣服，好多次邻居跑来说孙艳玲又脱光了在哪儿哪儿哪儿溜达，老两口就赶紧去给领回家来。后来他们没办法，只好把女儿关在家里，孙艳玲就天天脱光了站在窗前。最后他们实在没辙了，只能把她送回医院。

我们科病房维修的时候，有工人来干活，孙艳玲就每天把自己脱光了走到那些工人面前去。一米六多的孙艳玲只有80多斤，非常瘦，肋骨可以清楚地数出来，几乎没有胸。我眼尖地看到她肚脐下面有一个凹陷，正好奇是什么，一旁的赵大夫就告诉我："那是结扎的印记。"

赵大夫40多岁，曾在一家国营矿企医院的精神科工作了20多年，后来，到我们科做了外聘大夫。她告诉我当年在他们医院里，如果家属送女精神病患者来，他们问的第一句就是——"结扎没有？"

"为什么？住院和结扎有什么关系啊？"我完全想不到这两件事有啥关系。赵大夫解释说："像孙艳玲这样的患者，见人就脱衣服，如果不结扎，只要跑出去，回来肯定就会怀孕，哪个家属受得了啊？所以都直接结扎了，省事。"我听到这个，心里非常难受。但对于这些患者艰难的处境，我又想不出更好的解决办法。

我想起小时候经常听我妈念叨，附近某个"女疯子"又生了个小孩，"她也知道喂孩子吃奶呢……"后来小孩长大了一点，我还看见过她从垃圾桶里翻烂苹果嚼碎了喂孩子。附近有人看不过去，会送一些吃的给她们母女，再然后，不知道什么时候，孩子就不见了，估计是被谁偷走了。那些年偷孩子的人很多，至于谁是孩子爸爸，没有人知道。能看到的仅是，不久后，游荡的"女疯子"肚子又大了……

我又愤怒，又不意外。我不能去追问孙艳玲是回到父母身边被结扎的，还是在婆家就被结扎了，因为像她这样有亲生父母愿意接手照顾，又有单位报销全部医疗费的"女疯子"，已经算非常"幸运"了。

当时孙艳玲一脱光了跑到工人面前，护工就从身后拿一床毯子把她包住。最后工人干活的时候，护工干脆就一直坐在她的屋里守着；要去忙的时候，就用约束带把她绑在床上，忙完了再回来给她松开。这是她在这个空间里能得到的力所能及的保护。

04

孙艳玲算是病情比较严重的患者，但她的"疯"一点都不让人讨厌。

她从来不记仇，即便是对自己的"仇人""院霸"，她也很善良。当初"院霸"儿子结婚没有邀请"院霸"参加，孙艳玲趁机嘲笑"院霸"，"院霸"心里记恨，接了一饭盒开水泼向孙艳玲，她脖子和脸都被烫出了水泡。主任要把"院霸"撵走，孙艳玲立刻去找主任求情："主任，我已经原谅她了，别让她走了。"她从来没有提过自己曾经的丈夫和儿子，他们也一次都没来看过她，仿佛根本不存在似的。

平时放风的时候，只要一有机会，孙艳玲就会跑到男患者堆里去。过年科室举办联欢会，她要换七八个地方，一会儿挨着这个男患者坐，一会儿挨着那个男患者坐，并且早早就给她喜欢的几个男患者分别准备好了礼物。经常帮忙打饭的，她也会趁打饭的时候往人家手里塞些吃的。

　　后来我才知道，当时孙艳玲妈妈带她去办公证的时候，公证员是个男的，孙艳玲上去就问人家："想不想看我脱衣服？"公证员一下子警觉起来，问她咋回事，她说自己是精神病，正在住院，是她妈骗她来的。因为涉及精神病患者，公证问题一下变得复杂，孙艳玲妈妈想办的事没办成，一气之下才大半年没来看她。

　　孙艳玲的妈妈非常确信地说她们家里没有家族史，其余五个女儿也每个人都各自组了家庭，拥有幸福的生活，并且都很孝顺。所以孙艳玲应该没有基因上的问题，生病主要和她的成长经历有关——在没有选择的时候被送给了别人，被宠溺之后又经历了从天上掉到地上的落差，每天担惊受怕，不知道明天在哪儿……会不会都给她带来了很多创伤？

　　世上最无奈的事情，就是好像明明什么都没有做错，却承受了根本承受不了的重创。

　　很多人在生病之初都会不停地问同一个问题：为什么是我？但精神病人可能是连这个都问不出来的一群人——家庭的一片尘落在了身上，人生就此改变，这种情况在精神病人当中很常见。很多时候，他们是在替一个家庭、一段历史，或者某种环境"生病"。之前我有位老师曾说，善良的人才会得精神病，"因为不忍心怪别人，所以只能怪自己"。

　　好在孙艳玲自己看起来一点也不痛苦：不高兴了，可以把妈妈新买的衣服拿去堵下水道；妈妈不来看自己，也一点都不抱怨；没有吃的就管别人要呗，有了就分享给所有人；有个"仇人"每天吵吵架，被烫伤了立刻就原谅对方；老公也好，孩子也好，就跟没有存在过一样，不会烦恼，也不会想念……

孙艳玲有一个魔性的口头禅，喜欢在一句话前面加——"这一天天的！"主任找她谈话，她每次都说："这一天天的，知道了。"弄得主任觉得反而是自己小题大做似的。听得多了，后来我们也经常在办公室坐着坐着就会说："这一天天的。"自己都觉得好笑。她活在自己的逻辑里，但只要这个逻辑能维持她的世界"正常"运转，"这一天天的"，就足够了。

善良的人不再伤心——关于孙艳玲，这是我最欣慰的地方。

我的疯孩子

那趟公交车在我面前颤巍巍地停下，打开它破旧的门——跑这趟线的都是其他线路淘汰下来的老旧的公交车：蓝色的塑料座椅，座位稀疏，车中部空了很大一块。车开起来总是摇摇晃晃，从火车站发车，坐的人却很少，不是高峰期得隔一个多小时才有一班。司机也不着忙不着慌，快到站了喊一嗓子："有下的没，没有过了啊。"很多站既没人上，也没人下。我也早习惯了这趟车的冷清。

可这回我一上车就觉出哪儿怪怪的：车上一共十来个人，都挤在前排，中间好几排空着，唯独最后一排孤零零坐着两个男人，其中一个人的目光已经直勾勾地朝我射过来了。那是一个很胖的男孩，表情呆滞，眼睛盯着我，好像随时要冲过来，普通人看到这种眼神肯定会害怕。他身边的男人看着有 50 来岁，头发花白，剪得很短，他非常壮，能感觉出来很有力气。

男人的眼睛始终盯在男孩身上，整个人透着紧张感。男孩一个座位不够坐，半个身体溢到了旁边的座位上。健壮的男人用腿斜着别住男孩，把他困在两排座位之间，左手还抓着男孩的手，不时凑到男孩耳边低声说着什么，像在安抚，自己却一刻都不敢松劲。两人看着像一对父子，能感觉到那个奇怪的坐姿让他们互相都在使劲，勉强维持着一种紧绷的平衡。我脑子里的第一反应就是，他们要去我们科。

01

这趟线路之所以冷清，是因为会在一个有点特别的地方停靠：精神病院。它就建在风景区的山脚下，有一片封闭病房，我从毕业后就在那儿上班。要到那儿去只能坐这趟公交车。

车到了新的一站，司机习惯性要开过去，一个女孩突然从后面追着车大喊，司机一脚刹车，车上所有人的身子都跟着前倾了一下，女孩快跑几步上了车。她年轻漂亮，有一头长发。女孩的出现一下打破了后排座上两个男人间微弱的角力平衡。

就在女孩正犹豫着要坐哪儿的时候，胖胖的男孩突然猛地站起来，挣开男人的束缚几步凑到女孩跟前，一旁的男人像特训过似的反应迅速，立刻冲上去拦腰把男孩抱住。男孩被拽回了后排座位，还挣扎着要站起来，男人用敦实的身体挡住了男孩。撕扯中，男孩大声地冲女孩喊着什么，但说不清楚，嗓音像刚变完声又钝又哑，还边喊边掉口水，淌湿了胸前一大片衣服。女孩吓得呆住了，整个人僵在原地不动，周围人也都没反应过来。等男人完全控制住了男孩，女孩才喊出一句："你要干吗？""没事没事。"年纪大的男人顾不上给女孩道歉，转头严厉地对男孩说："你又不听话了是不？"随即从兜里掏出几粒药喂进男孩嘴里。

我越发确信这个胖胖的男孩是个精神病患者，有些老的抗精神病药会有副作用，发胖、流口水，有患者跟我说吃了药早上起来枕头跟被水泡了似的。

我一时确定不了男孩具体是什么类型的精神病，但一定病得非常严重。这样的患者发病时会失去社会属性，表现出动物的本能。男孩看着20多岁，正是荷尔蒙旺盛的年龄，见到年轻漂亮的女孩自然会产生性冲动。正常人会掩饰或者压抑，但患者会直接表现出来，和非洲草原上雄狮遇到心仪的母狮会毫不犹豫扑上去是一个道理。

看得出来儿子有点怕父亲，吃了药后就乖乖坐下，不再闹了，但眼睛还是直勾勾地看着刚刚那个女孩。一路上很安静，车上再没有人说话，我知道坐这趟车的往往都是没有其他线路可以替换的人。女孩没坐两站就下车了，不知道是不是真的到地方了。

车终于到了我下的那站。果然，那对父子也在那一站下了车。山脚下，精神病院到了。

02

车站距离医院还有几百米，父子俩在我前面十几米远的地方走着。高大健壮的男人背着一个军蓝色的大旅行挎包，手上还拿着一条宽布绳子，对此我再熟悉不过。那是"约束带"。我刚当精神科医生的时候基本培训里就包括"练习绑患者"：用各种绳结固定住不受控制的患者，用的就是这种宽布绳。当年我和同事还会互相练习，动不动就把对方绑在床上不给解开。

　　我尾随了他们一段，看见男人拿着一张纸跟路过的一个大爷打听我们医院，我赶紧走上前，说："你们跟我走吧。"男人说自己姓牛，是邻省的，要去我们院给儿子看病。我告诉老牛，跨省医保只能报销很少一部分，但老牛眉头都没皱一下，丝毫不在乎，一个劲跟我表示："只要能把我儿子治好，让我干啥都行！"

　　老牛说是单位里一个之前患病的女同事介绍他们来的。我对他说的那个女患者还有印象，因为她，我们十多年没上过锁的女更衣室上了锁。住院时，她有一次趁外出活动偷偷钻进我们更衣室，把一个护士的衣服穿在自己身上，还跑到人家面前问，我穿着是不是比你穿着好看？护士气得就追。她四处跑，一边跑一边摆动自己的身体说抓不着。后来她好不容易把衣服脱下来还给护士，才发现她连人家的内衣内裤都换上了。原来她早就盯上了这个身材和她差不多的护士，一直觉得自己穿护士姐姐的衣服比对方穿更好看。那个护士姐姐要回来衣服就开始洗，大家又好气又好笑，从那以后就给科里的更衣室上了锁。

　　她和老牛正好是一个单位的，看了她的"疗效"，老牛就赶紧带儿子过来试试。但那个女患者是"癔症",受了点刺激,再加上心理作祟,来得快去得也快,和老牛儿子的情况可完全不一样。

老牛的儿子牛威和孙艳玲一样,是"花疯子","花疯子"男女都有,像孙艳玲那样的女患者,一般喜欢脱衣服,让她穿上,没几分钟就又脱了;而男的则表现为喜欢露下体,见到漂亮女生还会有冒犯的行为。因为会对"性"表现出极大的兴趣,所以往往更让人恐慌和厌恶。

从老牛的描述来看,牛威发病很早,牛威上幼儿园时就不爱跟人说话,总是一个人在角落玩玩具,到了中学干脆不愿意上学了,老牛问他为什么他也不说。老牛当过兵,怎么可能接受一个这么窝囊的儿子,儿子一不上学他就打,下手也狠,一个耳光能把牛威打到门外去。牛威小时候看到老牛回家就会发抖,有一次甚至尿了裤子。老牛打得越凶,儿子的情况越差,成绩倒数不说,有一天还接到老师告状,说牛威开始跟着女孩上厕所了。老牛意识到,自己的儿子有些不对劲了。和所有做父母的一样,老牛的后半辈子一下变了天,他从此只为一件事而活:治好儿子。而且他在心里跟自己立了誓:无论付出什么代价。

可就在这时,那个对爷俩来说都很重要的女人却从他们的身边悄然离开了。

03

　　老牛从包里拿出一沓照片，照片上的牛威刚刚8岁，正在老牛单位的子弟小学上学。那时疾病还没找上门，牛威在学校的礼堂走廊里开了个人画展。大部分的画都是水彩画，我不懂艺术，没法判断画得怎样，但对一个8岁的孩子来说，能开个人画展就是很厉害的事。老牛也反复跟我们讲老师说牛威的画很有想象力。

　　有一张照片里有好多人，老牛指着其中一个女人说："这是牛威的妈妈，几年前走了。"我心里一下难过起来，虽然精神病和精神病患者的生活经历没有必然联系，但确实有很多精神病患者都经历过我们不能想象的生活暴击，导致"恢复"变得更加困难。我们经常能在病房碰到"屋漏偏逢连夜雨"的病人。

　　"啥病走的啊？"我问老牛。老牛摇了摇头，苦笑了一下说："不是那个'走了'。"

　　牛威发病后，老牛带着儿子四处折腾，几年就花光了家里的积蓄，亲戚间能借的也都借遍了，还是一点好起来的迹象都没有。牛威三天两头出去闯祸，老牛动不动就打，牛威妈妈护儿子的时候还不小心挨过几次打，家里一年到头也没个安生的时候。

　　有一天，牛威妈妈突然做了很多好吃的，小牛威吃得非常开心。牛威病了以后就不再画画，也不学习了，就喜欢吃好吃的，但因为家里条件越来越差，妈妈已经很久没有做过这么多好吃的了。老牛一边吃着，一边心里就有种不好的预感。果然，第二天晚上，老牛下班回家就见儿子一个人在家，儿子说妈妈出去了。儿子病了之后，牛威妈妈就不出去工作了，在家专心照顾儿子。老牛给媳妇打电话，发现关机了，心里立刻就明白了是怎么回事。老牛把儿子哄上床睡觉了，自己弄了几瓶酒，喝了一整夜。

是怎样的绝望才会让一个母亲放弃自己的孩子？但就像老牛选择用自己的后半生托住儿子不断下坠的命运一样，也会有人选择逃离这样暗无天日又看不到头的生活。她明白，他也都明白。所以出乎所有人意料的是，老牛平静地接受了妻子出走的事，没有苛责，也没设法去找："走了还找干啥？她能过好也算是解脱了，就可着我一个人折腾吧。"

牛威妈妈走了之后，家里没人管牛威了，老牛就带着牛威去上班。老牛是在铁路上工作的，单位里倒是没什么女孩，也不用担心牛威惹麻烦。但谁知道老牛忙的时候，牛威会站在跨铁路的人行天桥上无聊地往下扔石头，好几次差点砸着人。领导后来找老牛谈话，说大家都很同情他的遭遇，决定一个月给老牛发 3000 块生活费，老牛也不用来上班了，安心在家照顾儿子就行。

3000 块一个月，给牛威看病还是不够。老牛有个战友开了个公司，有合适的活就会喊老牛去帮忙。有时需要出海，十天半个月的，老牛跟一趟能赚一万来块钱。出海的时候老牛就把牛威反锁在家里，托人每天给儿子送饭。想一想也挺危险的，好在没出过什么事。

但让我们觉得棘手的是，从 12 岁发现儿子有异常开始，一直到现在牛威 24 岁，十几年间，老牛居然没怎么给牛威进行过正规的治疗！他舍弃了钱，舍弃了自己，甚至舍弃了妻子，一直在用自己的方式"救儿子"。

04

老牛在儿子的治疗上极舍得花钱，但牛威的求医之路就是一个精神病患者能经历的所有匪夷所思骗局的合集。开始两三年，老牛实行的是棍棒政策，一听说儿子干了什么见不得人的事就是一顿打。可无论老牛怎么打，儿子也打不好，老牛开始琢磨儿子是不是"中邪"了，于是想到了"吓神"。2005 年，请一次"大仙"得花上万元，老牛会攒好几个月工资给儿子"请一次"。我在封闭病房工作之前一直不相信，都什么年代了，居然还有人信这个，直到我真的在病房里碰到"大仙"。有些患者会直接让"大仙"假扮成家属来病房。这种"吓神"能把没病的人都吓出病来，更何况本来就因为幻觉和妄想在极度恐惧中度日的牛威。

精神病家属踩过的各种坑，老牛都踩过。有一次不知道哪来的一张小广告，老牛打了上面的电话，按照电话里的指示带儿子坐火车到了指定的地方，像特务接头似的手上拿着一张报纸，然后就有人过来对暗号。父子俩被带上了一辆车，车窗户糊得严严实实，当过兵的老牛凭感觉知道车在火车站附近转了好几圈，然后又开了很久的盘山公路，终于在一栋屋子前停下了，一个像道士一样的人出来迎他们。屋里住着很多像牛威这样来治病的人，病各不相同，但都是各种现代医学没法治愈的疑难杂症。他们每天给牛威喝一碗"药"，具体是什么也不知道，黑乎乎一大碗，牛威喝完就开始吐。"道士"说，把身上的有害物质吐干净了，病就好了。

治疗花出去好几万，但老牛一点都不心疼，因为儿子似乎真的"好了"一些。牛威自己也说脑子清醒了，可以和老牛交谈了。一个疗程之后，老牛信心满满地带儿子下了山。当然，牛威并没有被治好，当时的"好转"只是老牛日夜不断的心理暗示所致。

我问老牛，你当过兵，怎么会信这些迷信的东西呢？老牛说他也带儿子去看过正规的精神科，吃了开的药之后，儿子确实不闹，也不在街上抱女孩了，但表情呆滞，只知道睡觉、流口水，而且特别能吃，吃药之后长胖了 100 斤，最重的时候将近 300 斤。最让他难以接受的是，医生还跟他说牛威这种情况一辈子都得吃药，也不保证会不会好。这相当于给牛威，也是给自己的后半辈子判了死刑，老牛可能打从心里不爱听这句话——他内心深处还有个更深的念想放不下：等儿子彻底好了，自己还可以抱孙子。

所以，像是一种绝望到极点之后的反抗，又或者是不想认下医生对儿子后半辈子命运的"判决书"，十几年里，老牛没有规律地给儿子吃当地医院开的药。他知道那些药有用，但副作用只会毁掉儿子和自己的希望。所以他只在每次领儿子出门时随身带着，牛威闹得厉害的时候就喂几粒。父子俩就这样相依为命，后来老牛又带着牛威上过武当山，还去各地拜过神，每次听到别人说有什么办法能彻底治好牛威的病，老牛就会去试。虽然一再失望，但他仍按着自己的方式守护着儿子和心底的执念，他说担心哪次自己一懒，就错过了治好儿子的唯一希望。

在精神病院待久了，我见过很多患者的姐姐、妈妈甚至嫂子来照顾的，但很少见到儿子、老公、爸爸。不知道为什么，变故突降时先放弃的似乎大部分都是男人。老牛和儿子的经历让我既同情又佩服。但老牛这种不按医嘱给儿子服药的行为让牛威既产生了严重的副作用，又没有达到治疗的效果。我们不断跟老牛强调，目前治疗精神病最有效的办法就是长期口服药物，一旦停药，以前的药就白吃了。而且精神疾病是慢性病，牛威这么严重的，估计一年半载才能有点效果，最后能好到啥样确实谁也不能保证。

老牛很郑重地说，这十几年的教训也够了，自己这次想好了，"一切都听你们的！"

因为牛威体重太重，万一发病犯浑，能制服他的只有亲爹老牛。主任让老牛也先留下来，等牛威情况稳定了再说。老牛给儿子办了住院手续，爷俩一块儿住了进来。

05

老牛人生得壮，性格仗义，很快和病房里的患者打成了一片，和科室里的老好人老田尤其说得上话。

　　老田是我们刚建成封闭病房不久就住进来的"元老"，可以说是看着病房里这些病人一个个进来的，基本情况都了解。老田脾气好，说话又从来在理，人也比较热情，如果没生病，肯定是邻居里的热心肠。病房晚上发生点什么我们都向老田打听，他能说明白，也比较客观。

　　老田和老牛年龄相仿，两人有很多共同话题，特别聊得来。有一天老牛憋不住问老田："你这么好，也不像有病的样子，干啥总在这里待着？外面多好啊。""那是你没看到我犯病的时候。"老田说。

　　我在病房这么多年也一次都没见过老田犯病，但听主任说，老田犯病送进来那次差点失手把媳妇杀了。老牛的想法总是很天真，他说那你也不是故意的，治好了就回家好好过呗。老田只是笑笑。实际上老田犯病的时候会产生幻觉，他控制不了，非常危险。老田的存在就像是在跟老牛"现身说法"：精神病真的是一种实实在在的病，像他这么好的人也会得病，也会在犯病的时候伤害别人。关键是得正视它，才能学会和它相处。

　　牛威住院大半个月时，老牛接到战友电话，和主任商量后还是决定出海，毕竟需要赚钱才能给儿子治病。牛威的表现也一直挺好，他有点怕穿白大褂的人，我们科的护士也基本上都是快退休的老护士，不会引起牛威的冲动。

　　老牛把牛威托付给了老田。牛威话不多，像个小跟班似的天天跟着老田。大家开玩笑说老田有这样一个保镖，在这病房可以横着走了。老田也逢人就说，这是我干儿子。老田爱看人打扑克，牛威也跟着看，大家笑，他明显不知道笑什么，但也跟着哈哈大笑，像个大娃娃似的，特别可爱。头发花白的老田领着体重是他二倍的胖娃娃牛威一前一后溜达，成了"病房一景"，看起来特别和谐，有种天伦之乐在其中。

牛威饭量巨大，一个人顶三个人，老牛当时还不好意思，找主任说给牛威交双份饭钱吧，主任没同意。每天食堂的车一出现，牛威就拿着饭盆在门口等着，每天都是第一个打饭。别人打的时候他已经在一旁吃上了。

很多患者都说看牛威吃饭真香啊，看都看馋了。等其他人打完，牛威的饭盒也见底了，剩下的饭菜就归牛威随便吃。

牛威最喜欢的人是我师姐，总是跟在身后"吴姨，吴姨"地叫。每次我师姐去查房，牛威就特别开心，师姐也总是像妈妈似的关心牛威的饮食起居。

师姐跟牛威说："宝贝你得减肥，你太胖了，想把你爸累死啊。"牛威听了嘿嘿直乐，但没两天真的很配合地开始减肥——之后每天打饭的时候，大家都默契地少给他打一点，他也不闹。听老田说他有时候半夜饿了就嘬被角，老田看他实在可怜，就会给他一些饼干。我们活动室的窗户正对着通往食堂的小路，牛威一饿就会趴在那个窗口痴痴地等食堂送饭车的出现。我想老牛之前出海把牛威一个人锁家里的时候，他也是像这样等着爸爸的朋友来送饭吧。

大家知道牛威会画画，有一天护士拿了笔和纸，说牛威给大家画个画吧，画了给你吃饼干。牛威求助似的看着老田，老田也想看牛威画画，就鼓励他说随便画个啥都行。大家又拿出一张印着鸟的报纸，让牛威照着画。牛威还是有些抗拒，跑到他的床上面冲着墙躺着，不理我们。就在大家都放弃的时候，估计是太饿了，牛威真的拿起笔画了起来，没几笔就勾勒出一只鸟。大家都很惊喜，但牛威谁也没搭理，拿起那袋饼干自己吃了起来。

拿起画笔的时候，他的身上还能看出小时候父母用心栽培留下的影子。

绝大多数时候牛威都很稳定，不知不觉在病房里自己住了一个月了。有一天我问牛威，你爸去哪儿了？他歪着脑袋跟我说，去赚钱钱了。24岁的牛威，280斤的体重，但哪怕外表再高再壮，你还是没法把他当成一个成年人——他的所有反应都像八九岁的孩子。那一刻我突然有点明白老牛这十几年来身处的那种不断燃起希望，又不断被吹熄的困境。

06

老牛出海回来正好是樱桃成熟的季节，他拎着两大兜子樱桃，一袋黄的，一袋红的，回来了。老牛说他们那里出产这种大樱桃，很好吃，一定要带回来给大家尝尝。老牛拿得实在太多了，楼上楼下所有患者和全部医护人员一起吃，到下班都没有吃完。

牛威见到父亲，比每天见到送饭车还开心。只见他很熟练地接过父亲的军蓝色挎包，打开，从里面拿出各种好吃的自顾自吃起来。原来每次父亲出海回来都会给他带很多好吃

的，算是爷俩间的小浪漫。牛威认真地吃，老牛就在一旁静
静打量儿子：自己走的这一个月，儿子吃了新换的药，瘦了
十多斤，看起来精神了，也不再满嘴口水，表情也不那么呆
了。老牛的欣喜从眼底溢出来，他自责地说自己把儿子耽误
了，"早来就好了，早来儿子早好了"。

老田把牛威画的那只鸟拿给老牛，老牛翻来覆去地看，
又拿出他随身携带的儿子当年开画展的那些照片跟老田讲：
"当年他真的很有天赋，都是被病给耽误了。"如果不是当着
很多人，老牛估计会当场老泪纵横。老牛说自己做错过很多
决定，早期拒绝承认儿子有病、暴力对待儿子、到中间"请
大仙"、相信小广告、求神拜佛……12年，这个父亲绕了很
多弯，连带着儿子也受了很多罪，但他始终没想过放弃。我
也很感慨，我不知道如果陪着牛威的不是老牛，结果会更好
还是更坏，但我确信如果老牛不是一个意志力非常坚定、内
心非常强大的人，牛威撑不到现在这一步。

整个过程，牛威都在一旁吃着爸爸给自己带回来的好吃
的，对父亲和我们这些围观人心里的情感波动毫无反应，也
毫不知情。

老牛想好好谢谢老田，跑去跟主任说想带老田出去喝
酒，主任一听毫不犹豫就拒绝了。老牛还争辩，说老田比正
常人都好，怎么可能会出事。主任气坏了，说你能住就住，
别给我找事。到晚上查房，老牛还在跟我抱怨，说，你们主
任咋那么不通人情？老牛的世界很简单，认的理就那几个，
但够用，合乎他理的事就该做到，比如男人就该撑住家，父

亲就该救儿子。

牛威坐在床上把老牛带回来的好吃的摆了满满一床，见我去了，拿了个苹果给我。我看见他枕头边上有一些糖和其他的零食，就逗他说我要那些。他赶紧护住那个口袋，拿起里面一块巧克力说，给你这个就行了，"只有这么多了，那些是给吴姨留着的"。能在不犯病的时候正常地交流、表达感情，这对牛威来说已经是巨大的进步了。

老牛再一次放心地出海了。这次走的时候他特别高兴，哼起了小曲。

老田的存在让老牛安心，精神病院里不都是疯子，而且大家把牛威照顾得这么好，儿子也在一点点好转，他再一次看到了"治愈"的希望。

老牛走后，牛威还是像小尾巴似的成天跟着老田。就在我们以为日子就这样平静过下去的时候，科里轮转来了一个漂亮的小护士。那天早上，查房之前我就担心牛威，但牛威一早上都憨憨地跟着他的"吴姨"，没有任何异常。大家渐渐放下心来。没想到等漂亮的小护士一个人上楼时，牛威突然从后面抱住了她。事情发生得太快了，谁都没反应过来。小护士吓哭了，老田他们冲上去想把牛威拉开，但他死都不松手，最后主任、护工都上了才把牛威拉开。牛威像愤怒的野兽，死命地挣扎，边挣扎边号叫，大家合力才把他绑到床上。

小护士哭了很久，我们也特别不好意思，不停地解释，生怕给小姑娘留下什么心理阴影。第二天小护士就转走了。被绑在床上的牛威依然在死命挣扎，铁架子床几乎被他一点点蹭到了病房中央。后来实在没办法，我们给他打了一针，他安静下来，睡了过去。

牛威醒的时候天都黑了，老田给他留了晚饭，一直放在开水器上热着。老田让他吃饭，牛威居然不吃。老田又拿出老牛放在他那儿给牛威加餐的零食，牛威也不吃。这是我们第一次看见牛威不吃东西。从那以后，牛威多了一个毛病，开始在病房里手淫。无论时间地点，无论身边有没有人，他上来那股劲就开始。每到这个时候，老田就摇摇头，给牛威身上盖个被子遮一下。老牛出海也没法联系，我们只好给牛威加药。加完药之后，牛威手淫的行为明显少了很多，但也不再在我们查房的时候吴姨前吴姨后地跟着了，和老田看别人打牌也不跟着哈哈大笑了。整个人就像木墩子一样，跟他说话也没什么反应。老田心疼地说，这孩子被药给"拿住"了。

07

老牛出海回来，又像上次一样拎着好多吃的兴冲冲地来医院，但等待他的却是一个蔫答答的儿子。老牛失望得顾不上把好吃的拿出来给大家分发。老田把事情的经过跟老牛讲了，老牛越听越着急，一方面因为儿子病情的反复，一方面又想为儿子鸣不平，情急之下跑去找了主任。

自从上次主任不让老牛带老田出去喝酒，老牛就对主任有意见了。主任说了事发经过和我们的考虑，老牛还是很生气，冲主任喊道："如果我要这样一个儿子，还用得着大老远跑到这儿来治吗？我口袋里的药就能把孩子拿住！"老牛说自己每次都是控制不住了才舍得给几粒，生怕把孩子吃坏了，他说："我那么信任你们，把孩子交给你们，你怎么能不拿人命当回事呢！那个护士都走了，为什么还要给孩子加药？还要把他吃傻？以后病房不让年轻护士来不就好了吗？"老牛满心满眼只有儿子，漂亮小护士会让儿子犯病，那小护士就不能来精神科了。主任也急了，跟他喊："那他这样出去了，大街上的女孩呢？都不能上街了吗？"

没有自知力的精神病人不但可能自己被人欺负不懂反抗，还可能被人利用，成为伤害别人的工具。很多年前，我隔壁有个姐姐骑自行车的时候突然被人推倒了，她爬起来，看到旁边几个卖水果的在哈哈大笑。原来是有个小贩给了那个经常在街上流浪的精神病一个苹果，用水果指使那个精神病人推的。

老牛气哼哼地张着嘴，也想不出怎么反驳，就像他一直不理解为什么主任不让他带老田出去喝酒一样——当周遭的一切和"治好儿子"这件事发生冲突时，他的第一反应永远是，那就舍弃。妻子要走，他舍弃了；铁路的工作无法维持生计，他舍弃了；现在小护士会刺激到儿子，那么也该舍弃。他不断地向内舍弃，丢掉一切阻力甚至丢掉自己，现在又向外舍弃，要求别人也要像自己一样。但那只是适用于老牛世界的简单道理，没法帮他解决现实里这些复杂的问题。

老牛和主任谈完非常郁闷，回病房打算找老田喝酒，又想起来老田出不去，更郁闷了。他跟儿子说了几句话就一个人出去了。

晚上回科里的时候，老牛满身酒气，护士大姐看他醉醺醺的没让他进。科里有很多专门来戒酒的患者，他身上的酒味儿会把那些人的馋虫勾出来，病房就没个安生了。老牛也没为难我们，坐上那辆把他拉来的出租车又回市里了。老牛走后，我和值班的护士大姐、护工师傅聊天。在病房这么多年，像牛威这么严重的年轻患者没几个，治得再好也够呛能让老牛抱上孙子，他的心思根本达不成。"老牛这样辛苦，啥时候是个头？"护士大姐没回答，转而问在封闭病房干了十多年的护工朱师傅："如果你是老牛，你怎么办？"

但我们都替不了老牛。这个问题，我更想知道老牛的答案。

08

第二天一早还没上班，老牛就来科里敲门了。我发现眼前的老牛不一样了，整个人精神了很多。老牛说昨天晚上他睡了一会儿就醒了，旅馆旁边正好有个澡堂子，他想反正也睡不着，就去泡了个澡，顺便剪了头发，刮了胡子。

老牛一晚上没睡，想了很多，明明该难受的，却越想越轻松了起来。

自从牛威病了以后，尤其是牛威妈妈走了之后，老牛说自己好多年没有再放松过了，自己以前经常和战友们去泡澡，

"几个男人一起，泡得热乎乎的，吹吹牛，生活中的烦心事也就不那么恼了。"他想明白了，他决定把牛威带回当地去治疗，好好治，不自己瞎整了，都听大夫的，还是要相信科学。老牛把想法跟主任说了，还引用了我的话，"陈大夫说了，要做好打持久战的准备。"

我觉得，真正促使老牛做出选择的，可能就是他去澡堂那一晚。老牛那时想了什么，又得了怎样的解法，没有人知道。或许是氤氲的水汽让他短暂想起了生命中那些最轻松、最愉快的日子，那里有意气相投的战友、温柔陪伴的爱人，还有可爱聪明的儿子，那些回忆一定给了他很多力量。关上水龙头的那一刻，老牛也关上了自己执念的阀门。他明白，只有让自己回归到正常的生活，才能陪伴儿子进行更久的治疗，让这个家庭拥有真正"治愈"的机会。

我一直不赞成用"榨干一个家"的方式治疗精神病患者。精神病或许暂时是不可治愈的，但精神病家庭并非没有出路。经常有亲戚朋友问我精神病全国哪儿治得最好，其实只要是一定级别以上的医院都差不多，关键在于"量力而行"——比起医疗条件，对精神病家庭来说更重要的是方便，因为这样更容易坚持。治疗精神病不是一朝一夕的事，凡是铆足了劲要一下子"战胜"精神病的想法，最后都会因为不能坚持半途而废。更长远的课题其实是病人、家属怎样和这个病相处。所以我常跟患者和家属说要"可持续发展"，做好打持久战的准备。

老牛回去打听了几家当地的医院，对比了环境之后就把牛威接出院了。

很快一年过去，又到了樱桃成熟的季节，病房里有家属送来了樱桃。每到这时就会有人想起老牛，说只有老牛带来的樱桃最甜最大最好吃。没过几天，老牛真的提着大樱桃来了。他说来这边办事，顺便看看大家。我们找来大盆洗樱桃，还是老规矩，一盆红色的，一盆黄色的，所有患者医护都来吃，还是吃到下班都没吃完。老牛还专门给老田带了一只烧鸡，说下酒菜我给你带来了，但主任不让你喝酒我也没办法，反正心意你得领了。说完，两个过半百的男人一起放声大笑。

老牛在病房里住了一晚上，带回了牛威最新的消息。他说牛威的新医院挺好，他一周中找时间会去看看，那边也有个差不多的"老田"，天天带着牛威，自己也放心。他说自己这一辈子净遇好人了。战友还打电话让他跟着出海，但自己年龄一天天大了，也干不动了，就又回单位上班去了，不然不干活白拿单位的钱心里不踏实。牛威也有低保，一个月花不了多少钱，大家也挺照顾牛威的。至于能好成啥样，他说："那是天说了算的，不是我能决定的。"老牛现在的奔头变成了稍微给牛威攒点钱，自己真老了不能让牛威饿着。政府管基本的吃药，但牛威胃口大，没有好吃的可不行。

我忽然想起老牛醉酒出走那天，护工朱师傅的答案——"精神病这个事得早治，治不好就得认，你跟它犟没有用。如果我是老牛，我就把孩子放在当地医院，自己也得好好过啊。不然这一辈子尽是苦了。"

老牛身上有很多精神病患者家属的影子：从不承认到找

出路，再规划好一切，直至让"与自己和解，相信要打一场持久战"成为贯穿后半生的命题。

老牛或许也没有完全放下，但他知道儿子最需要的是稳定、回归正轨的生活，而自己就是那双牵他回家的手，那个在之后时间里陪伴儿子最久的人。所以他得先学会保重自己。

精神病人的家属和精神科医生有时候就像并肩作战的战友，有一种不需要语言也能交流的默契。那天晚上，老牛和老田聊到半夜，第二天早上跟着我们回城的班车走了。我不相信老牛是"顺便"来看我们的，因为除了送樱桃，他的有些心情也只有我们才能听懂。

仔细想想，需要正视磨难，与自己和解的不只是老牛。生活本就是一场持久战，老牛的选择或许是一条出路：过好自己的生活，陪伴那些你在意的人走更远的路。我很确信，往后，我们都会出现在彼此的回忆里：老牛给我们甜樱桃，我们给他力量。

跟着妈妈去流浪

小倩告诉我，她对"那个人"的记忆是从 10 岁开始的。一天晚上，不记得是什么原因，小倩自己一个人待在家。半夜醒来，她看到床头坐着一个人。那个人的身影好像拼图，开始是一片一片散落的，后来逐渐清晰，慢慢组合起来，就像 3D 成像。他开始和小倩说话。小倩伸手去摸，摸不到，那个人明明就在眼前，却怎么摸也摸不到。她很害怕，硬是摸黑走到了姥姥家。

进屋的时候，小倩感到一阵解脱。可当她最后回过头，发现那个人正在跟她挥手道别——我以后再找你玩。见到"那个人"之后，小倩意识到，自己真的是疯子的女儿。

01

小倩清晰地记得，在学校里，总有同学喊她是"疯子的女儿"。她在学校没什么朋友，一直是被欺负的那个，同桌男生会揪她的辫子，或者故意挡着不让她出去。小倩如果要离开座位，只能从课桌底下爬出去。有时为了能减少上厕所的次数，她白天几乎不喝水。

在小倩的记忆里，她的整个童年好像都在跟着妈妈流浪。妈妈会带上小倩兄妹三人一起上路，小倩和哥哥牵着手走在田边，妈妈背着妹妹在前面走。那一年，哥哥6岁，小倩4岁，妹妹只有1岁多。渴了，他们就喝小溪里面的水。饿了，妈妈会从垃圾桶里捡东西给他们吃。小倩记得路边漂着水草的溪水带着土腥味儿，"得慢慢喝，才会有一股清香。"

但记忆总是阳光灿烂的，他们有时会在小溪里抓鱼，有时会停下来薅狗尾巴草。流浪很快乐，只是流浪的最后一站通常是派出所。会有不认识的好心人发现这队流浪者的"异常"，找来警察，把小倩一行人接到派出所。不认识的叔叔阿姨给小倩找来干净的衣服和鞋，拿来吃的，还找来药给妈妈吃。过不了多久，姥姥、姥爷就会出现，把大家一起接回家。回家的路上，小倩带着出游归来的兴奋，但姥姥总是在哭，小倩年幼时不知道为什么，现在想想，她说："（姥姥）大概觉得我们都疯了吧。"

02

很长时间里，"那个人"没有再出现。小倩顺利上完了小学、中学，她快要把那个"以后再找你玩"的约定忘记了。

很多精神病人的孩子，无论年龄大小，性格多是自卑的，小倩也一样。小倩的成绩不太好，和男生的关系也不好，勉强上了大专。但上了大专后，突然有一天，她听见有人夸自己"长得好看"。小倩鼓起勇气仔细照镜子，就像《新白娘子传奇》里面那个脸上有疤的玉兔精，不停地照，一遍遍地确认镜子里那个女生就是自己。宿舍一楼有一面校友赠送的屏风，屏风上有面大镜子。以前小倩路过的时候，都是低头快步走过的，生怕多看一眼镜子里的自己。从那之后，她每次路过宿舍一楼的大镜子，就不再低头快步走过了，而是会像很多女生一样，偷偷瞄一眼，或者在镜子前站一会儿。

那大概是小倩第一次自我意识的觉醒。

她发现男生并没有那么讨厌自己，小学的男生会画"三八"线，要绕着走才能回到自己的位置，她说："我简直就是他们的奴隶。"但大专期间，有男孩追求小倩，她暗恋班里最帅的男孩，自己也爱上了学习。很快，她有了一段初恋，那是一段异地恋，他们最终还是分手了，"我们一直在吵架，他把我甩了，我太痛苦了。想出家。"这是小倩一直以来的想法。但一次心理咨询时，小倩忽然意识到，初恋当初或许是听了自己的话才选择分手的。

03

毕业后，小倩在一个学校门口卖奶茶。一开始，她并没有注意到那个警察。直到有一天，隔壁文具店的老板娘提醒，她才发觉有个警察来店里的次数确实有点多。警察这个职业，小倩并不感到陌生。小时候，在流浪的最后一站——派出所，帮助他们最多的就是这样的人。小倩觉得警察都是好人，能给人一种莫名的安全感。但那个时候，她心里隐隐约约知道对方常来光顾的目的。她紧张、期待，又特别慌乱。她的自卑再次出现了。

每次，她只要远远看见那个警察来了，就想把店门关了。或者，她会假装去厕所，然后躲在里面，很久都不出来。"真遇到那个喜欢的人，感受最强烈的不是高兴，而是害怕。"

那个警察对小倩穷追不舍，经过多次试探，他们确定了恋爱关系。小倩说，那时候，他俩无话不谈，甚至连小倩的妈妈是个精神病人，警察也能接受。爱情让她一阵狂喜，但感情的浓度太高，小倩有点承受不了。她开始理解妈妈为什么总要往外跑——当情绪浓烈的时候，喉咙里像有个东西堵着，咽不下去，吐不出来。自己的心脏像被一只手握着，时不时地被乱捏。她内心煎熬，患得患失，狂喜之后又有巨大的悲伤和失落。恋爱期间有好几次，两人浓情蜜意之后，小倩就突然"人间蒸发"好几天。小倩觉得，自己必须离开，如果不走，就会被什么看不见的东西吞掉。"我看不清它的样子，但我知道我没有办法和它抗衡。我第一次感到那么害怕。"

这种害怕源于小倩担心自己会变成妈妈。更糟糕的是，小倩觉得，自己已经在变成妈妈的样子了。

04

20 世纪 80 年代初，一个花边新闻在闭塞的小镇里爆炸了。一个男人在结婚前夜丢下新娘，跟别的女人跑了。那个被抛弃的女人就是小倩的妈妈。

小倩妈妈年轻的时候很漂亮，学习也好，但两次考试都发挥失常，连考了两次大学都落榜。上大学的梦碎了，家里给她安排了相亲。当时，她并不知道男方已经有了恋人，是迫于家里的压力才跟她交往的。结果，在结婚的头一天晚上，新郎与他的恋人私奔了。

一个女人在结婚前夜被抛弃，在那个年代太不光彩了，各种说法都有。小倩的妈妈一向性格要强，受不了打击，疯了。和其他疯子不一样，她疯的时候不打人不骂人，只是嘴里自言自语，漫无目的地四处游荡。跑的次数多了，小倩的妈妈更出名了，她成了十里八乡有名的"疯婆子"。

在医院治疗一段时间后，小倩的妈妈病情逐渐稳定。家里迫于无奈，降低原先的择婿标准，把她嫁给了小倩的爸爸。小倩爸爸是个瓦匠，家在农村，他做梦都没想到自己能娶到镇上的漂亮姑娘。婚前他就知道小倩妈妈有病，可他毫不介意。婚后，他们一共生了 3 个孩子。哥哥、小倩，还有妹妹。

结婚生子那几年，小倩妈妈和所有正常的妈妈一样，在家洗衣服、做饭，照顾孩子，一次都没有离家出走过。小倩的姥姥、姥爷一度以为女儿好了，小倩的爸爸也争气，他从一个瓦匠一直做到了他们当地的小包工头。

但在 1990 年，小倩爸爸出事了。一天，他在工地干活，不小心从高处摔了下来，没多久就去世了。小倩的妈妈受到打击，再次开始到处游荡。不同的是，这次，她的身边多了3 个幼小的孩子。按照姥姥、姥爷的说法，他们母子四个在外流浪的日子只持续了很短的时间。他们处理完女婿的丧事，就把女儿送去医院住院了。但在小倩的记忆里，跟着妈妈流浪贯穿了她的整个童年。她清楚地知道，母亲的疯病和被抛弃脱不开关系，没准儿哪天就要轮到自己了。

05

小倩不断逃跑，只是每一次留给她"人间蒸发"的时间越来越短了。追求她的警察小伙总能利用自己的刑侦手段，很快把小倩找回来。"我小时候总想躲起来，心里不想被人找到，又期望被人找到。"警察无意中满足了小倩的心理需求，给了她恋爱中从没有过的安全感。

小倩知道，妈妈每次发病都是因为情伤。她 7 岁的时候，妈妈嫁给了她的继父，那个木匠。两个人会打架，但这个男人其实对小倩妈妈很好，他们生下了一个儿子。之后的 20多年，小倩的妈妈仍然有很多的精神症状，但再也没有外出流浪过。

小倩决定不再逃避，她想要结婚生子，像妈妈一样，她说："有个小生命，我就不会孤独了。"2013 年，他们的女儿出生了，这样平静的婚姻生活却并没有持续多久。小倩发觉自己跟老公相处的方式跟妈妈和继父一样。每次她和老公吵架，就指责对方嫌弃她是疯子的女儿，会不要她。虽然老公一次次地保证，却都不能打消小倩内心的恐惧。她说："我已经偏执了。"

发现自己越来越像妈妈，小倩崩溃了："我是一个疯子的女儿。"她心里无数次地想：我已经在疯的边缘了。就是这时，"那个人"再次出现了。

06

2014年的夏天，一个下午，小倩坐在老公的车上睡着了。到了地方，老公看小倩睡得正香，就没有叫醒她。想反正只离开一小会儿，马上就回来。

当小倩醒后，发现自己一个人待在地下车库，觉得天都塌了，她说："他还是把我扔下了。"小倩在车里大哭大闹，可没人听见。

小倩的老公并没有按时返回，他中途碰到同事，俩人开始谈案子。一谈几个小时过去了，他彻底把小倩还在车里的事给忘了。"我一个人在车里，从歇斯底里到彻底绝望。"小倩事后平静地说。

她待在地下车库封闭狭小的空间里时，"那个人"出现了。10岁那年，小倩和他见过，她一度以为自己已经忘记了。她说："我再也没有见过这个人，一直以为是自己做梦。"

再次邂逅那个人，小倩没有再感到害怕。"我知道他不会伤害我。他说他要带我离开这个地方，虽然我不知道是哪里，但是我愿意跟着他走。"其实小倩依然待在车里，哪里都没去。只是她老公回来的时候，发现小倩已经神情恍惚，一个人在那里自言自语。老公吓了一跳，使劲地摇小倩。"他摇我的时候，开始，我觉得那个声音很遥远，渐渐地，周围才变得清晰起来。"

这是精神病的一个典型的症状——幻视和幻听同时出现，而且她对"那个人"无比信任。每当幻觉出现的时候，小倩就会感到痛苦煎熬——她想摆脱那个人，又想跟着那个人走。"我也是精神病。"此后，小倩每天都在想这件事。小倩开始变得情绪非常不稳定，经常莫名其妙地发脾气。脑子清醒的时候，小倩十分暴躁。幻觉出现的时候，她又感到非常地痛苦煎熬。可做警察的老公不仅不嫌弃她，还非常隐忍，这让小倩更自卑了。她说："我根本不配他对我这么好。和我在一起会毁了他。"小倩开始有了离婚的念头。

有一段时间，小倩自己都隐隐地感觉到妈妈的基因在她体内指挥。她开始和妈妈一样，不断地离家出走。每次出门，她自己都分不清是幻觉还是现实。她抱着孩子，一声不响地去过西藏、云南……还有东南亚的国家。

一开始，老公发现老婆孩子都不见了，慌得到处给人打电话。次数多了，他也就习惯了。他是警察，无论小倩走到哪里，他都能找到她。在一些几百几千公里以外的地方，小倩也会遇到老公的朋友，他们受托带来问候，并希望小倩留下一个联系方式。这种安全感曾经支撑起小倩，但婚前的甜蜜现在也变成了一种巨大的心理负担，小倩总是想离开。"去哪里不知道，就是想走。"

小倩要离婚，她开始经常打老公，男人不还手，也不肯离婚。小倩的妈妈都看不下去了，劝她："你别把你老公打死了。"可小倩喜欢这种掺杂着暴力的热烈的生活，仿佛只有这样，她才能感觉自己还活着。最疯狂的时候，小倩不打老公，而是狠狠地打自己。她用擀面杖把自己敲得头破血流。

2015 年，她老公实在不忍心看小倩这么痛苦，终于同意离婚了。

07

距离小倩离婚，已经过去一年零两个月，身为精神科医生的我，第一次见到了小倩。那是在一个心理咨询培训上。小倩自愿上台，把自己的经历作为"案例"，讲出来供大家讨论。就在她平静地讲述自己跟着妈妈流浪的过程时，台下很多见过"世面"的专业的精神科医生、心理治疗师都失控了。有人拼命憋住眼泪，有人小声抽泣，还有人抑制不住放声大哭，声音越来越大。甚至有个热心的阿姨腾地一下站起来，冲上去，想抱小倩，小倩却灵活地闪开了。

小倩不得不中断回忆，着急地解释："你们不要同情我。对我来说，那是一段美好的记忆，我一辈子都在寻找这种和妈妈一起浪迹天涯的感觉。"

当天，培训现场一度陷入混乱，老师不得不临时宣布休息，来缓解大家紧绷的情绪。在我的职业生涯中，这种情况仅此一次。

但在一周的培训结束之后，小倩立刻退出了因为培训而临时建的微信群，不再参与大家的讨论，也不和任何人联系。她好像从天而降，巧笑嫣然地给大家讲了一个特别悲惨的故事，任务完成就消失了。后来的学习中，大家不知道她的名字，但还是会经常提起她，大家叫她"那个跟着精神病妈妈流浪的女孩"。

就在我以为自己不会再见到她的时候，2017年3月，我正在查房，突然接到一个陌生电话。"小倩？"当我听清电话那头的话时，无比意外。

小倩说她继父因为癌症去世了，她妈妈又有点发病了。小倩知道，妈妈的每一次出走都和感情受伤有关，这一次，他们格外地担心，所以趁着妈妈还没有出走，就送来住院了。她说记得我是精神科医生，想让她妈妈到我们科里来住院。我后来知道，在那次的培训现场，我们观察小倩的时候，小倩也在观察我们。在一次谈话中，小倩坦白："那天我看见你没哭，所以才来找你。"

08

几天后，我在办公室见到了小倩的妈妈——这个"故事"里的女人。和大多北方女人不一样，小倩妈妈个子瘦小，竟还透出一种江南女人的秀气婉约。"陈大夫好！"她说完，就赶紧往女儿身后躲，搓着衣角，像个害羞的小学生。

小倩妈妈已经患病30多年了，她的精神病多次发作，服药也是断断续续的。奇怪的是，她并没有精神病人典型的"面具脸"，而是双眼有神，表情灵活。她说话流利，只是有时候我们问东，她答西，像是故意不好好说话似的，其实是因为病的时间太长，她已经思维散漫了。如果不是深入交流，普通人很难察觉出小倩的妈妈是个"资深"的精神病患者。

精神病人常常被人叫"疯子"。他们发病严重的时候，会有一些怪异的言行。我在精神科工作久了，总能透过病人的一些症状看到他们生病之前的样子。我们这里有个女患者，一遇到别人倒霉的事，就会毫不掩饰地拍手大笑。听说她生病前就喜欢搬弄是非，挑拨离间。有个80多岁的患者，总觉得自己只有10岁，非要大家喊她"喜儿"。每次上了公交车她就主动让座，硬逼着别人坐下，讲礼貌的样子特别可爱……

精神病的确会改变人的认知，但一些本质的东西不会变，只会更加明显。小倩妈妈的本质里就有一种特别明显的羞怯和敏感。我问她："小倩说你每天都在屋里说话，你在跟谁说话呢？""就那些人，你不认识。"她说。

"都叫什么名字？都是干什么的？"小倩着急，大声地问。小倩的妈妈先瞪她，又看我，像孩子赌气似的，再问什么都不回答了。

　　我不知道是从什么时候开始，这对母女把彼此的角色互换了。小倩留在医院里，经常因为一些琐事大声训斥妈妈。小倩妈妈吓得缩脖子，然后又会用一种同样凌厉的眼神回望女儿，像是青春期少女"变毛"，挑战家长的权威。

　　一次，我在查房，竟然碰到这对母女在病房里打架。我赶紧过去，把两人分开，问为什么打架。"她一点也不听话，不喝牛奶。"小倩一边恨恨地说，一边抚着自己乱糟糟的头发。她的头发很长，有点卷，像海藻一样。她把妈妈薅掉的头发捋成一小撮，像拿出受害证据一样递给我看，然后又瞪了她妈一眼。我看着小倩的妈妈，她好像也知道自己错了，嘟囔了几句，就拿起桌上的牛奶咕嘟咕嘟喝了起来。她的胳膊被掐出了印子，但她似乎并不是很在意。暴力好像是这对母女习以为常的交流互动方式。我站在一旁，劝也不是，不劝也不是，尴尬地站了一会儿，就自觉地离开了。

　　我有点不敢想象，就是这样一个精神病患者，在 90 年代初，竟然能带着三个孩子到处乱跑。这其中哪怕任何一次遇到坏人，他们的人生都会完全不一样。

09

　　就在我对小倩妈妈的困惑还没有得到解答时，一个早上，小倩哥哥带着家人来医院了。小倩说过，他哥中专毕业以后开了一家便利店，如今夫妻恩爱，生活幸福。这个黑黑壮壮的男人对我礼貌客气地微笑着。我不知道他的内心会不会像小倩一样，害怕自己有精神病。他也跟母亲一起流浪过，而且是几个孩子当中年龄最大的，童年的记忆可能会更深刻。

精神病人的子女大多体内像潜藏着一枚炸弹。他们不知道什么时候这颗炸弹会被引爆。小倩哥哥说，这次带姥姥、姥爷来省里检查身体，顺便过来看妈妈。小倩姥爷是退休的中学老师，一看就是极有教养的人。他表情严肃而隐忍，感觉什么难事都不能将他打垮一样。虽然女儿是个精神病患者，但她的孩子们都挺有出息的。小倩和哥哥都有自己的生意，妹妹研究生毕业已经工作，后来出生的弟弟也考上了大学。

小倩妈妈本来坐在床上跟隔壁床的患者聊天，见到年迈的父母进屋，立刻站起来。她背着手，低下头，有点像上自习课讲话被班主任逮住的学生。姥爷问小倩，这几天她妈妈在病房表现怎么样，有没有给大夫添麻烦？小倩一一回答，他又嘱咐女儿要听大夫的话，之后就离开了，整个过程平淡自然，又干脆利落。

小倩姥爷这次简短的来访，让我开始思考一个问题——为什么小倩妈妈病了这么多年，整个家并没有像其他精神病人的家庭一样一片黯淡呢？

他们没有把精神病当成一种不可告人的耻辱，而是当成家庭的一部分。小倩会带女儿来医院。这个 3 岁的小姑娘会主动站出来自我介绍，给姥姥唱歌跳舞。让人看了就忍不住想照顾她。她是被人保护得很好的那种孩子。他们一家人相亲相爱，甚至比很多正常家庭的联接更加紧密。

看到这家人，我突然想起了一个老师的话。他在德国参加精神科年会，第一个上台发言的不是精神科专家，而是一个精神病患者。那个患者给大家讲述了他从和精神病斗争到和谐共处的经过，为大家提供了一个思路。

很多人想"战胜"精神病，很显然，这不是光靠意志力就能做到的，目前的治疗手段也只能控制和延缓病情的进展，用我们的行话来说，在精神科没有"根治"这一说。所以，最好的解决办法就是和"精神病"和谐共处。这种最先进的精神病治疗思想，在小倩他们家人身上完美地实践着。

10

小倩妈妈住院期间，一点精神病症状都没有。这一点，小倩也感到非常奇怪。在家的时候，她妈妈整天自言自语，到了医院却十分安静。她吃饭睡觉都很正常，和同屋病友也相处得很好。两周之后，我和小倩商量，可以让她妈妈出院了。"那我妈妈还会再跑吗？她年龄这么大了，外面车多，我真担心会有危险。"小倩说。这倒是很现实的问题。我能想到的就是让她身上带 GPS，如果不见了，根据定位去找。

关于精神病的治疗，有时候，我们是允许症状残留的。首先是因为目前的治疗方法不一定可以完全去除所有的症状，其次，像小倩妈妈这样的，和幻觉一起生活了几十年的人，这已经成了她生活的一部分。残余症状没有造成现实的伤害，留着就留着了。如果让幻觉彻底消失，说不定她会更加孤单。

小倩同意了。出院当天，来接她们的是小倩的前夫，也就是那个警察。在小倩妈妈住院期间，他来护理过几次，坐下来就给小倩妈妈削苹果，剥橘子，两人相处得很好，而且非常自然。这个男人做事干脆利落，很快就把东西打包好，还到办公室来跟医生们道别，很周到。小倩说，虽然离婚了，但他们现在也是朋友。后爸去世了，妈妈搬来和自己住。前夫住在附近，经常来家里帮忙。"后悔离婚吗？"我问小倩。"不后悔。"小倩说这句话的时候，一点犹豫也没有。她说，前夫是个好男人，重情重义，但自己还有很多的内心冲突没有处理，"我必须要自己解决它们！"

小倩妈妈每一次发病都是因为"失去"，小倩觉得自己命中注定要重复妈妈的经历，所以她选择"主动失去"——离婚，带着女儿离开。

"离婚，是因为我体内的一些我无法控制的东西的影响。"小倩给我打了个形象的比喻——命运就像多米诺骨牌，一个压一个。"我现在做的就是转过身去，拥抱那个压在我身上的骨牌，那下一张牌就不会再倒下。我的女儿就不会再重复这个命运。"

小倩说，如果"失去"压不垮我，那我将不可战胜。

11

不久后，我又接到了小倩的电话。她说他们刚进家门，妈妈的幻觉又全出来了。她幻想中的那些人告诉她："前几天你在医院，我们都没敢出来"。

看来，小倩的妈妈大概会和她的幻觉在一起生活一辈子吧。

转眼到了 2017 年 10 月，小倩到医院给妈妈买药。那是我们最后一次谈话。小倩告诉我，她学习心理学是很偶然的事情。那段时间刚离婚，她整个人处于混乱之中，就学习做咖啡和糕点，分散注意力。而隔壁教室就是心理咨询培训班，她进去听了几次，就跟着一起学。"之前我太痛苦了，我以后的路还很长，开始学心理学之后，就变成一半的痛苦了。"

我业余时间会在网上给人做心理咨询，曾经遇到过一位网友。他的母亲就是一个精神病人，他有很多想做的事，想去大城市闯一闯，但大学毕业后，他还是选择在一个偏远乡村做教师，收入非常低。"母亲是精神病人"这件事成了压在他心上的一座大山，连进县城的勇气都被压垮了。

精神病人的孩子通常都更敏感、自卑，但小倩是个例外。小倩清晰地知道"那个人"是她的幻觉，所以即使出现，也不会有太强烈的反应。

"那次培训后，你为什么立刻退群了呢？"我有些不解。

"他们的同情让我觉得自己的人生很悲惨。"但小倩觉得自己过得挺好的，"做着自己喜欢的事情，照顾妈妈和女儿，我很知足。"她开了一家挺大的店，卖咖啡、奶茶、鲜花和潮牌衣服。除此之外，她自己还在学设计和心理学。对她来说，精神病好像真的变得很浪漫。"长得还行。"说完，她有点不好意思地笑了。

这一次，她还给我带来了一个好消息。她妈妈出院后没有像以前一样，再离家出走了。她说，有一天，她在家休息，妈妈从厨房笑着向她走来，阳光正好从妈妈背后的窗户洒进来，那一刻，她觉得自己仿佛回到了小时候。

"妈妈笑得真美。"

在她的印象里，那也是个阳光灿烂的午后，妈妈笑着牵起她的手，说要带他们几个孩子出去玩。"那天阳光很灿烂，我和哥哥牵着手走到田边，妈妈背着妹妹，走在前面。有时候我们会停下来，薅狗尾巴草玩，在小溪里抓鱼，渴了就喝小溪里的水。有些路是沥青的，特别烫脚。对了，不知道为什么，我们总是没有鞋……"

"对我来说，那真的是一段美好的记忆。"

小倩的经历让我重新开始思考什么是精神病？精神病和正常人之间并没有隔着一扇界限清晰的大门，而是边缘模糊、逐渐过渡的。小倩的一只脚踏了进去，又退了回来。

精神病是个体疾病，却很可能也是社会疾病，社会是它的传染管道。

试想，如果小倩的母亲没有那么多警察曾经的救助，如果小倩自己没有警察丈夫一次次地找回来，如果没有他们从内心里"接受"家人的病情，甚至与之"相处"，如果没有小倩母亲以及小倩最终"接受"了自己的状况并与之"和平相处"，那么就没有现在这对"笑得真美"的母亲与"长得还行"的女儿。至于分不清现实和幻觉的"边界"，如今的小倩已经不害怕了。我和小倩深入讨论过这个幻觉，从那次推开窗户、看见阳光之后，"那个人"几乎就没有来过了。她跟我约定："等我不能区分现实和幻觉的时候，就给你打电话。你来给我开药。"我笑了。我想，假如有一天，小倩再次与"那个人"相见，当他从散落的碎片一点点聚集、拼接成一个人形，小倩说不定能笑着主动和他打招呼吧。

她接住了属于自己的那块多米诺骨牌。

查无此人

病房湿凉的地板上坐着一个女孩，整个人透出一种绝望和悲伤，像一只困兽，但两只眼睛仍非常警惕地看着我。我也直直地和她对视。我知道，这短短几秒钟她会对我这个人下判断，我不能躲闪，从表情到大脑都不能有一丝一毫的松动——这是建立信任的关键时刻。

像这样和精神病患者的"较量"，我时不时就要来一次。如果这"第一眼"患者不信任你，之后的治疗里无论如何努力，都很难再取得信任。这里面有很多类似直觉或者气场的东西，打个不太恰当的比喻：熬鹰。鹰的习性凶猛，据说刚捉回来的时候驯养的人不让它睡觉，最后鹰实在熬不住了，就被驯服了。此刻，我面前的这个女孩就像一只被"熬"着的鹰。只是熬她的不是别人，是她自己。

01

那天一早，内分泌科主任亲自打电话给我，说熬了一整晚，就等着天亮请我们去给女孩会诊。女孩 25 岁，这是她顺产后的第二十天。前几天家里人发现她反应变慢、嗜睡，怀疑是"产后抑郁"。昨天入院，几小时后她突然发狂，"啊啊"叫了一会儿就发不出声音了，还自己把输液针硬扯掉了，出了不少血，白床单和被子染红了一大片。女孩把病房里她手能拿到的东西全砸了，下床去够其他东西的时候突然一下子坐在地上，就再也站不起来了。护工去扶她，没想到居然被她咬了。后来实在没办法，几个人按住她让护士注射了好几支镇静剂，但一点效果也没有。

一整晚，女孩一分钟都没睡，一直瞪着眼睛，谁靠近就往谁身上扔东西。后来护工怕地上凉，给她铺了两床被子，她就那样在地上坐了一整晚，时不时像哑巴似的从喉咙深处发出几声哀鸣。

我一听，女孩八九不离十是个"癔症"患者。"癔症"乍听起来非常严重，比如突然看不见听不见，不会说话不会走路了，说发病就发病，没有任何生理学障碍，也查不出原因。但癔症的特点是来得快去得也快，有时不用治疗就会自动好转。这病在精神科非常常见。

到女孩的病房门口时，一路引导我的住院医生突然停下，说不敢进，我只好一个人进去。女孩看上去有刚刚生完孩子的浮肿，还有长期甲状腺功能减退患者特有的"黏液性水肿"，整个人很臃肿。我和女孩对视了大约十秒，她的表情突然放松了一些。这是一种默许。我赶紧坐到地上她那床花棉被上，试着去握她的手。女孩没有躲开。

你累了吗？我问她。她点点头。

我说，我们回床上去好吗？女孩同意了，她努力了一下仍然站不起来，我赶紧去扶她，但她太重了，病房外一个护工大姐冲进来想帮忙，又有点犹豫。原来就是她昨天被女孩咬了一口，仍心有余悸。我一直牵着女孩的手说没事了，大姐才壮着胆子进来，跟我一起把女孩扶上了床。"熬鹰"结束。

时值8月，女孩的手却冰凉而潮湿。这种湿冷的手常常属于休克病人，和平时因为太热出汗不一样，多是精神高度紧张导致的。我坐在床边跟女孩说了一会儿话。她想试着说话，但还是发不出声音。我从兜里掏出纸和笔，我们开始"笔谈"。我做了自我介绍，又掏出我的胸卡给她看了看。

精神科会诊和别的科不一样，多数情况下我没法上来就"亮身份"，因为我要会诊的很多人并不承认自己有精神障碍，也不会直接到精神科就诊，往往散落在各个综合科室。有时，患者看到我胸卡上写着"精神科医生"几个字，不但拒绝和我说话，还会情绪激动，跟家人起冲突。可女孩知道我是精神科医生后非常平静，我问她名字，她在纸上一笔一画写下——王瑞军。怎么看都像个男孩名。

她的字工整，但不怎么好看，像初中生写的。我问她愿不愿意跟我去我们科，她在纸上写：好！还加了一个感叹号，看起来反而轻松了不少。

我给王瑞军办了转科，跟她说我先回去，在精神科等她，没想到王瑞军一下急了，她说不出话，赶紧找到刚刚那张和我聊天的纸写下：我要跟你一起走。看着她急迫的样子，我突然想起弗洛伊德说的，"癔症患者都是充满冲突、怀有秘密的人，向他们自己和他人隐瞒着这些秘密。"

王瑞军心里藏着怎样的秘密？

02

我还没来得细问，晚上六点多，夜里值班的医生突然来电话，说，王瑞军不见了！癔症患者真是能给人惊喜，也能给人惊吓。视频监控里，王瑞军趁护工去水房的时候自己走进了电梯，下了楼，还坐上一个男人的电动车离开了医院。

那天下午失踪前，王瑞军已经能开口说话了。她的声音仍然嘶哑，但倾诉欲望很强。我突然回想起她开口说的第一句完整的话——"陈医生，你知道被人嫌弃是什么感觉吗？"

和其他刚生产完的新手妈妈被家人前呼后拥的场景完全不同，王瑞军住院后，身边没有一个家人，她妈妈来我们科签完字，甚至没有去病房看女儿一眼，留了个电话就走了。她的老公也一直没露面，王瑞军更是连提都没提过。整个过程只有护工陪着她。问起老公，王瑞军只是轻描淡写地说，跟他有什么关系，他来干吗？一个还没出月子的女人在医院折腾了一整夜，最后被转入精神科，没有家人照顾，她自己也很抗拒家人的关心。这份"别扭"会不会就是她发病的原因？

我们找来了王瑞军的父母，经辨认，那个男的并不是她老公或者同学朋友。男人到底是谁，他们去了哪里，谁也不知道。

就在我们商量要不要报警的时候，王瑞军的电话突然打通了，她淡定得很，说她和男人正在外面吃饭，一会儿就回来。那个骑电动车的男人是她在微信上"摇"到的，她说自己太无聊了，就随便摇了个人约饭，还是她买的单。

我非常生气，我说你这样我没办法给你看病，而且你现在已经恢复了，能说话能走，也没什么好治的了，办出院吧。王瑞军急得快哭了，死活都不愿意出院，说不知道出院了该去哪儿，甚至录视频跟我保证再也不私自外出了。

而她之所以要这么做，竟然是为了"报复"自己妈妈。"一看到妈妈嫌弃我的样子，我就会故意做一些她看不上的事情气她。"王瑞军说，母亲从她小时候就"嫌弃"她，"我写作业的时候她在旁边看书，但她看我的表情是嫌弃的。她隐藏得很好，但我总能感觉到。从我怀孕到生孩子，她一直都在忍耐。她不满意我，什么都不满意。"

我其实懂王瑞军说的那种"被嫌弃"的感觉，也对困扰王瑞军的秘密有些猜测。因为给王瑞军办转科的时候，我曾和她口中那个嫌弃她的妈妈有过一次"秘密谈话"。当时，我看到王瑞军病房门口有个女人凑近、走开，来回晃了好多次，我一出病房，女人就立刻走到我身边小声说，"大夫，我有话跟你说，"然后把我带到回廊另一侧的窗户边。那里是走廊尽头，不会有人从旁边经过，几米远外就是卫生间和开水房。她非常警觉地反复确认了好几遍周围，才开口说出第一句——

"你是医生，有些话我必须跟你说，但是你要保证绝对不能说出去。"

03

女人表情严肃，说"庄重"也不夸张，抬头挺胸，站得笔直，严肃的感觉好像她要给我看的是什么绝密文档。我站在她对面，也不由得赶紧立正站好。她说自己是王瑞军的母亲，但似乎只是在陈述事实，几乎一点感情都没有。我在答应保密的时候内心有点抵触，同时也越发疑惑，这哪是一个女儿生病了的母亲的状态？得到我的肯定回答后，她讲出了这个家藏了25年的秘密，也是困扰了王瑞军一生，那种若有似无的"嫌弃"的源头。

王瑞军确实不是他们的亲生女儿。她和王瑞军爸爸都是军人，常年分离，结婚多年一直没有孩子，就领养了王瑞军。怪不得一个女孩子名字里带"军"，父母大概因为自己是军人，就按着自己的喜好取了名字。

谈话的最后，王瑞军的妈妈不忘再次要求我保密："你是医生，我尊重你，所以才告诉你，这样有助于你对病情做判断。但是这件事绝对不能让王瑞军知道。"我保持着那种几乎立正的姿势跟她面对面站了半小时，直到她走了我才发现我腿都站木了，谈话时那种强烈的压迫感也久久挥之不去。我在想，王瑞军平时生活里常常体会到的应该就是这种感觉，它们很细微，但是对一个稚嫩敏感又长时间置于这种环境的孩子来说，可能已经足够造成伤害了。

王瑞军告诉我，她觉得自己不是亲生的，自己不属于这个家。"小学五年级养父母突然给我办了转学，那个时候我就知道了。但是我不敢说，我怕我说了他们就不要我了。我经常坐公交车，看到一些人，会觉得他们就是我的亲生父母。"王瑞军印象最深的是上中学时，有一次她跟着一个阿姨走了很远，阿姨发现了，给她买了吃的，还送她回学校让她好好学习，说以后还会来看她。或许是真的希望阿姨再出现，从那之后，王瑞军开始好好学习了。

一个陌生阿姨给了她一些温暖，她就记了这么多年。而在自己的养父母那里，她记住的只有冷冰冰的规矩。天大地大，渺小的王瑞军不知道自己是谁，她想妈妈，想那种有人疼爱的温暖。这种冲动在她生完孩子之后变得更加强烈了："我想见到她，问她当年为什么不要我了。"这个念头在心里越长越大，甚至让王瑞军对自己刚出生的孩子有了障碍。她每次看着自己的孩子，想抱，又觉得非常不耐烦。也许就是因为这样的心理状态，王瑞军刚生完孩子20天，一滴奶水都没有。"我觉得她特别可怜，肉乎乎的一团，什么都不懂，但是我不爱她，我不知道怎么去爱她。月嫂都比我带得好，我真想把孩子送给月嫂！"最后，她压低声音，跟我说了这些年深埋在自己心里的那根刺——

"陈医生，我活着只有一个心愿，我想去找我的亲生父母。"

04

王瑞军的妈妈告诉我，从领养那天起他们就决定永远都不说出这个秘密。"因为之前听说过好多领养的孩子长大了都要回去找亲生父母，找到了就不回来了。我们不想辛苦养大一个'白眼狼'。"

因为害怕周围的熟人"露馅"，他们夫妻双双调换了工作，不惜去一个没人认识的地方重新开始生活。但世上没有密不透风的墙，尤其是在一个屋檐之下。王瑞军上小学五年级的时候，有一天放学回家突然问，自己是不是不是他们亲生的女儿。王瑞军的母亲心里猛地一惊，又气又怕。她立即非常严厉地否定了这个说法，第二天甚至没有让王瑞军去上学，并且第二周就再次搬了家，也把王瑞军转到了一所新学校。

母亲这一套快刀斩乱麻的方法非常有效，秘密得以被继续封在那个家里。但很快，新的问题开始在这个秘密的关键人物身上显露——突然换了新学校的王瑞军并不适应，她说同学总在背后嘀咕她身上有味儿，要害她，还跟踪她，甚至要把她抓走。以前乖巧的王瑞军一下变得爱哭爱闹，还会发脾气、扔东西，后来发展到无论如何也不敢去上学。现在看来，那时幼小的王瑞军可能遭遇了校园霸凌。但王瑞军奇怪的说法和表现到了自己养父母那里，都成了"不正常、犯病"。

王瑞军母亲觉得，领养来的王瑞军可能有精神病。她赶紧把王瑞军送到市里最好的精神病院。经医院诊断，王瑞军是"精神分裂症"，只能休学开始住院治疗。因为长时间吃抗精神病药，本来瘦瘦小小的王瑞军开始长胖，加上她的身体一直不太好，中间吃过很多中药，后来胖到快200斤。王瑞军的妈妈是军人出身，身材维持得非常好，说到这儿时她微微向下撇了一下嘴。我能很明确地感受到王瑞军说的那种"嫌弃"。

病情好一点后，王瑞军的妈妈不愿意王瑞军带着"精神病"的面貌回到学校，于是自作主张给王瑞军请了家教在家上课。之后王瑞军的精神病没有再发作过，逐渐停了抗精神病的药，家里也没有人再提精神病这个事。王瑞军的身世彻底成了秘密。

但那根刺没有被拔掉，反而刺破表皮，扎进了王瑞军心里更深处。

王瑞军大学毕业后，夫妻俩动用关系给女儿找了份事少钱多的工作，也给女儿介绍了好多优秀的男孩，但都没成。王瑞军的老公是她自己在网上认识的，主业是修手机。母亲当然是一万个不同意，因为这事甚至不顾形象骂了脏话。但她没想到王瑞军居然怀孕了，只好让他们结婚。可能在王瑞军心里，比起爱情，用这场"掉价"的婚姻给父母一记反击更重要。

婚礼没有办，两个人也没有住在一起。孩子出生后，男方只是象征性地来看了看，因为男方家条件比王瑞军家差了很多，王瑞军妈妈毫不掩饰自己的看不起，男方家人也不愿意多来。孩子在王瑞军家里由月嫂看着。

王瑞军的身世在王瑞军家彻底变成了"皇帝的新衣"，孩子不说破是因为怕被抛弃，父母不说破是因为害怕失去孩子，更害怕失去面子。每个人都需要这个"秘密"。

当时和王瑞军妈妈谈完，我的心情就非常沉重，让我沉重的不是那个秘密本身多残酷，而是王瑞军妈妈对待这个秘密的态度——她让这个秘密在这个家变成了一种禁忌。这一下解释了王瑞军那些看起来突然，实则是必然的症状：她想说的话在她妈妈这里是禁忌，所以发病后，她的潜意识干脆让她发不出声音，讲不出话来；她喜欢偷跑出去玩，潜意识就让她走不了路。而现在，王瑞军的癔症已经好了，按道理可以不用在医院观察了，但是很明显，她的心里还扎着很多小刺，有自己长出来的，也有那个家庭催生的。她还有那个"活着唯一的心愿"——找到亲生父母——没有实现。如果现在让她回家了，这个愿望就像一个定时炸弹，说不准什么时候又会掀起新的风暴。

我把王瑞军的情况跟主任说了，现在她本人要求住院，如果她家人同意，能够配合治疗，在保证安全的情况下，继续住院或许是更好的选择。

因为王瑞军之前有偷跑的记录，我们要求王瑞军住院期间必须有家属陪护。王瑞军的爸爸来了，为了不刺激到王瑞军，我们安排他在男病房那一侧住着。

我查房的时候观察过他，他从不抱怨，白天无聊就看看书和报纸，每次见到主任还会从床上起来简单地打招呼，也不多问。他不怎么跟周围人说话，也不发生矛盾，但似乎只要他在那儿就会给人一些压力，他在病房，那个屋里其他病人就会跑到隔壁屋待着。他们家应该也是这种"令行禁止"的感觉。

有一天王瑞军经过护士站，碰巧看到了她爸，一下就歇斯底里地发作起来，吵着吵着就把自己的身世说出来了。"你为什么要监视我？不喜欢我为什么当年要收养我？"面对王瑞军激动的指责，王瑞军的父亲全程没有争辩，只是站得笔直。他曾是个高级军官。王瑞军发作完，又坐在地上站不起来了，他爸爸也不知道该不该去扶她，站在那儿有点手足无措，最后还是护工赶来把王瑞军带走了。王瑞军情绪太激动了，浑身都在抖，我让护士给她注射了镇定的药物。

我第一次去找王瑞军的爸爸，我很想听听这个家里一直沉默的男人怎么说。对于女儿知晓了身世，他并没有特别意外，他知道五年级的孩子能记住很多事情了。他说当初王瑞军妈妈一下子就转学的做法有点极端，但那个时候他不在家，是后来才知道的。因为工作原因，他常年在外地，对这个家的付出非常少，他自觉有亏欠，所以对王瑞军妈妈的做法即使觉得不太合适，也并没有阻止。"她一直在努力抚养王瑞军，为了这个孩子，她牺牲了很多升职的机会，也几乎放弃了自己的专业技术。她是一个合格的母亲。"王瑞军的父亲觉得，他们肯定尽到了为人父母的责任，不论这个孩子是不是自己亲生的，在养育、教育上面付出也足够多。至于王瑞军的病，他认为也许和基因有关，因为不知道孩子亲生父母的情况。"我和她妈妈是问心无愧的。"

可他们并不知道，这份"问心无愧"在王瑞军那里，已经快让她窒息了。

05

醒过来的王瑞军没有那么冲动了，她开始变得非常悲伤。陪父母说了25年"皇帝新衣"的谎言，到头来竟是被自己戳穿。如果以前她心里还有1%的侥幸认为自己就是亲生的，那么现在，最后一点希望也在父亲的沉默以对里消失了。父亲没有反驳她，她确实不是亲生的——可当"皇帝的新衣"被撕破，包括王瑞军自己在内，没有人知道该怎样面对这个残酷的结果。

我试探性地问她，有没有觉得有人跟踪自己，或者会害自己？这些是精神科常问的问题。因为她之前被确诊过精神分裂症，吃了一年多的抗精神病药，我需要确认她有没有被害妄想。好在王瑞军很快否认，暂时没有典型的精神症状。

王瑞军的母亲知道情况后也赶来医院，她不敢贸然进病房看王瑞军，就和丈夫一起到楼下我们的办公室里待着。她威严的气势弱了很多，一夜之间有点苍老。她说她这些天没有睡过觉，无数次反思自己这些年来的做法，感觉整个人像碎了一样，甚至都想来我们科住院了。其实她私下里也和王瑞军爸爸说觉得瞒不下去了，只是还没找到合适的机会，女儿就先发病了。

　　那是 20 世纪 90 年代初，"那个年代没有孩子是非常丢人的事情"。她说自己当年太要强了，只能偷偷委托远房亲戚牵线，找了一个在妇幼保健院里当护士的人。那个护士说经常有人生完孩子，健健康康的，因为是女儿就不要了。当时，一对外地的男女一起来医院，男的比女的大很多，两人肯定不是夫妻。他们来了以后女人很快就生了，生完就偷偷问有没有人要领养这个孩子。这个孩子就是王瑞军。

　　最近，她联系到当初帮她领养王瑞军的那个远房亲戚，请对方联系当初接生王瑞军的护士。她和王瑞军爸爸商量，想等王瑞军出院后，带王瑞军去见见那个护士。"希望能够弥补一点这些年来的亏欠。"

　　对于王瑞军的孩子，因为担心会再次刺激王瑞军想起自己的身世，先暂时交给孩子的爷爷奶奶照顾，他们也请了保姆去帮忙。

　　我好像听到了这个钢铁意志的女人内心坚冰融化的声音。虽然，我也不知道这样做对王瑞军的病情会不会有帮助，但我期待着封住这个家庭的坚冰也能随着这次见面一同融化。

　　2017 年过完年，消失半年的王瑞军带着自己做的雪花酥出现了。她一直说自己很喜欢做糕点，这次终于兑现了承诺，给我们带了她的作品。她虽然还是很胖，但身上的黑色羽绒服很合体，圆圆的脸不显胖，反而显得很可爱。精神科大夫和患者的关系相对其他科室往往更亲密，好像分享了一些秘密之后，人与人之间的距离会拉近，我一边不客气地吃她做的雪花酥，一边听她给我讲这半年的经历。

她说自己出院后没有继续吃药,这个我并不意外。精神病患者对生活的那种虚无感,确实不是药物可以治愈的。她还离婚了,本来当初结婚就是在赌气,现在孩子两家都带着。有时候看着自己父母带孩子的样子,她会有点羡慕。"妈妈柔和了好多,她是发自内心地喜欢这个孩子。"看着妈妈细声细语地跟孩子说话,王瑞军觉得,自己当年的一小块梦想好像也跟着实现了。

不知不觉间我们吃了好多雪花酥,包装纸堆了一小堆。已经到了下班时间,同事们陆陆续续收拾东西回家,夜班的同事也来接班了。我还是坐在办公室陪王瑞军。通常,患者来一定有一些原因。而我明显感觉到,王瑞军还有最重要的话没有说出口。

06

"我去见过老家那个护士了,陈医生。"王瑞军轻描淡写地提起这件事。

那个护士把她领到一片商品房,指了指,说那儿就是当时医院的大致位置,然后告诉王瑞军她就是在那里出生的,是自己接生的。看着那个护士,王瑞军脑子里一下冒出很多东西。她意识到,这个女人是她来到这个世界看到的第一个人,也是见过自己亲生母亲的人。

但很奇怪,"我以为我会非常激动,但其实没有,好像一切都是假的,我自己也是假的。"王瑞军讲的时候眼神缥缈起来，思绪似乎也跟着飘到了很远的地方。因为医院重组等各种原因，当年那个妇幼保健院已经没有了，剩下的资料都被送到了市档案馆。他们一行人又去了那里。他们想找到当初那对男女住院登记的信息，希望从那里找到一点蛛丝马迹，但什么都没有找到。

她一方面拼命地想知道自己是谁，一方面总是不停地忘记自己。"我觉得这个世界是假的。"王瑞军的癔症变得严重了，她觉得自己好像会一段时间一段时间地失忆，这种情况已经发生过好几次了。有一次，她发现自己拎着行李箱站在街头，但怎么来的，为什么要来，来干什么，她完全想不起来了。这个在癔症患者中也非常常见，叫作"癔症性神游"。还有一种可能，她不记得，是因为她的潜意识不允许她记得。她经常在网上遇到一些人，然后就很随意地跟人家见面。这在自己的军人妈妈那儿肯定是不被允许的，于是潜意识里的她就会把这些事情选择性地忘记。

王瑞军走的时候天已经黑了，我慢慢向停车场走去的时候，看见一轮弯弯的上弦月就那样挂在天上，我突然有一个奇怪的想法，她会记得她今天来过吗？那一刻我突然意识到，她一直想实现的愿望、想问亲生母亲的那句话，终其后半生，估计都很难找到想要的答案了。

07

那年冬天，王瑞军又来了，这次她的状态和之前都不一样。她很慌乱，由她的养母陪同。这也是我最后一次见到王瑞军和她的养母。

王瑞军跟踪了别人。她不止一次这样做了，被人家报了警。她不太能分清"现实"和"妄想"，她觉得她跟踪的那些人都有可能是她的父母，并且出现了"冒充者综合征"，坚决说养父母是别人冒充的，单位的同事也是别人冒充的。有时她还会大声指责别人，总惹麻烦，也不去上班了。她从家里搬了出去，一个人住，还去失踪人口中心留了自己的DNA。她想，万一她的亲生母亲多年以后想找她，会不会也去那里留DNA？如果匹配上了，她不就能找到自己亲生母亲了吗？

她依然认识我，但不再主动跟我说话，对我也不再有那种亲热的感觉。可能在她眼里，那个短暂进入过她内心世界的精神科陈医生现在也是别人"冒充"的了。王瑞军越来越像一个真正的精神病人。

她的养母，那个严肃的女人头发白了很多。她跟我说，本以为带王瑞军回了老家，见到了当年那个护士，她身世的秘密就可以解开了。谁知道那只是一个开始。因为找到亲生父母的希望渺茫，那趟重返故地的旅程反而开启了一个不可能完成的任务——"我是谁"这个问题在王瑞军这里并没有被解答，她独自一人走向了迷雾的更深处。

其实，现实里很多事本就没有答案，"说得过去"或许就是答案。但在王瑞军清醒、正常的前半生里，她始终没有得到一个"说得过去"的答案。而她的养父母似乎到最后也没有明白，挡住女儿寻找答案的去路，以致让她最后钻进更深的迷雾的人，就是他们自己。我一直觉得，当这个家埋藏最深的秘密被挖出来之后，王瑞军和父母都有件事没做：去面对并去解决。这种情况经常发生在许多人的家庭里。家人之间吵了架，有猜疑，可以不解释，也不和解。普遍的一种做法是，我和我妈吵架之后，我妈叫我去吃饭，就叫道歉了；或者我气消了，说饿了，就算服软——但这样问题只是被"翻篇"了，而不是被解决。当王瑞军在五年级提出那个"我是谁"的问题时，她的父母不仅没想要去解决，还选择了隐瞒。他们武断的决定，剥夺了王瑞军直面问题和困难的机会，直至长大后也无法面对这个"秘密"，甚至自己本身。

如果还有机会见到王瑞军，我很想告诉她，那个困扰你的问题可能没有标准答案，但你的存在本身，就是最好的答案。

带我回家

穿着紫色秋衣、紫色秋裤，一个女人冲出大澡堂，越出精神病院大门，头也不回。四月的午后，东北城市的郊区，她跑上凉意未消、人烟稀少的街头，跑进路北边庞大的建筑工地。很快，她背后出现一辆医院的面包车，紧追不放。女人继续狂奔，拼命把自己投入精神病科大院之外的那个世界。

01

两年前，赵文娟第一次出现在我工作的精神病科里，一袭大红裙异常扎眼，一看就是结婚礼服，一看就极不合身，裙子紧箍在她身上，胸前那块快要被撑破了。作为母亲的我知道，这是涨奶。

这个 23 岁的"新娘"，生完孩子还不到 3 个月。此刻，她坐在沙发中间面对着我，圆脸红扑扑的，稚气未脱，带着刚生完孩子的浮肿，头发又粗又密，潦草地扎着一个马尾。她腿上摆着一只蓝色毛绒兔子，手里牵着一根细绳，细绳那头是一个有动物图案的气球，她的手指不停地在细线上缠绕。
她安静且警惕地盯着我，毫不回避眼神接触。她的眼睛很大，
眼白明显。被她直勾勾地盯着看了一会儿，我心里倒害怕了。

我起身，向赵文娟走过去。她立即笑起来，丈夫李贵宇
则更紧地抓住她的胳膊，好像生怕她突然跑掉。我又沉进沙
发，眼神示意李贵宇放松，然后对赵文娟也笑了笑，"给我介
绍一下旁边的人好吗？"

"他是我的宝宝。"赵文娟停下手指的动作，歪头看了一
下李贵宇。"你说，你是不是我的宝宝？"赵文娟追问，声音
拖得很长。"是，是的。"李贵宇赶忙答复。赵文娟满意地笑
了，整个人像被戳破的气球，松了下来。

"你知道这里是什么地方吗？"我接着问第二个问题。
赵文娟牵着气球的手突然松开，刚才孩子似的状态消失了，
气球飘到天花板上。她猛然站起，没对着我，而是凶狠地质
问刚进来的一个小护士："你是不是婷婷？"小护士刚来精神
科不久，吓得跑出接诊室。我问婷婷是谁。赵文娟瞪着好像
要喷出火的眼睛大骂："别跟我提她！"赵文娟开始边喊边往
外冲，丈夫李贵宇和赵文娟的父亲赶紧按住她。

陷入沙发的赵文娟气呼呼的，胸口剧烈起伏。我捡起掉
在地上的兔子，试图安抚她，但无论说什么，她都不搭理我，
只是使劲扯兔耳朵，嘴里嘟囔："贱人。"我知道没办法再交
流了，安排护士送她去病房。她站着不肯挪步，一定要李贵
宇陪着。

走到女病房的小铁门旁边，发现李贵宇准备离开，赵文

娟不干了。她一把抓住李贵宇的手，求他带自己回家。她说自己再也不闹了，回家会好好干活，好好说话，不骂人，也不打孩子……我让李贵宇赶紧走，病房几个护工赶过来帮忙。赵文娟两手使劲抓着铁门，对我们连踢带踹。走廊只有十来米，李贵宇赶紧拐进办公室。赵文娟看不见他了，开始破口大骂："不得好死，断子绝孙。"骂着骂着，她坐在地上。护工趁机关上小铁门。在精神病院里，真正区别"病人"与"非病人"的正是这扇小铁门。

在病房里，赵文娟拒绝脱下身上的大红裙，护工百般折腾，实在没办法，我给她注射了镇静剂。赵文娟躺在单人床上，睡着了。

第二天一早，我刚到小楼外，就听见她洪亮的骂人声。赵文娟穿着蓝白竖条相间的病号服，站在装着铁栏杆的窗户前，朝着院子漫无目标地飙着脏话。夜班护士告诉我，赵文娟早上五点就起床开骂了，没歇过，好像窗外站着一个人，一个自己的仇家。

作为医生，我在这里有时会萌发一种与世隔绝的感觉，我常常带儿子来院子里捉蚂蚱。我们楼进楼有一道大铁门，一层办公室和女病房中间隔着的就是那道小铁门，二层则是男病房、住进大铁门和小铁门里，代表着隔离，更代表着患者病情的等级。小楼里会阶段性不太平，那一般都是来了新人。

听到赵文娟到来第二天的晨骂，我知道这又是难熬的一周。赵文娟骂起人来一套一套的，还带着节奏。她和其他患者一样，骂社会、骂我们科主任，大多数时候就站在窗前对着院子漫无目的地叫骂。她站的那个窗口就像照相馆里的背景，更换着不同的病人，口舌异动，飙出各式句式：祈使句、感叹句、疑问句等等，夹杂脏话。见多了，我渐渐觉得病人这样的"晨骂"甚至就像"晨练"一样。或者像无聊了找个事打发时光，或是像发泄积怨摔个杯子，而窗外被骂的那些不是空气，而是自己的过去、自己的内心。

到现在为止，我对赵文娟的过去与内心几乎都一无所知。

02

患者其实很聪明，不怕护士和护工，而是"见人下菜碟"。看见我进来，赵文娟暂停了骂街，转而向我询问丈夫李贵宇什么时候能来接她。昨天家人跟她说来医院是检查身体，也没提住院——来这边的患者大多数都是被这样哄骗来的，少数有严重暴力倾向的，是被家人绑来甚至警察送来的。

按精神病院规定，第一周婉拒家属探视，因为抗精神病药物还没起效，患者病情波动很大。这时来探望，患者会吵着要回家，更加不肯配合治疗。所以我只能继续先拖延着。

但眼下，因为一天一夜没有喂奶，我发现赵文娟涨奶更严重了，如果不把奶水挤出来，她很可能会得急性乳腺炎。我请妇产科医生来帮忙，但他们害怕，不敢进病房。来回折腾了好久，赵文娟下午才拿到吸奶器，半天没搞明白怎么用，就让我帮忙。为了安全与管理方便，精神病患者的病房都没有门，没有私密性，我帮她狼狈挤奶的时候，门口一直有一堆人围观。不过赵文娟很乖巧，没有抵触。

第一周快结束时，赵文娟的状态开始稳定，不过她还是会每天都站在窗口对着空气"晨骂"。当了多年的精神科医生，我还是弄不清，患者到底是天使还是恶魔。他们发病时可能比魔鬼还可怕，但一转身又成了纯洁无瑕的天使。两种模式来回切换，常常让我猝不及防。

赵文娟住进小楼的第二周，一大早，李贵宇拎着很多赵文娟爱吃的东西到了精神病院，还录了很多儿子的视频给赵文娟看。赵文娟反应不一，有时大笑，有时哭。赵文娟见到李贵宇，反应也很平淡。我能看出李贵宇的失落。

应该是职业习惯，我关注病人时总在琢磨他们背后的家庭，因为那毕竟是他们天天待的地方，或悲或喜，总有关联。赵文娟的爸爸也来过。他得先坐公交车到长途客车站，再坐两个多小时的客车到市里，然后再坐公交车来精神病院。每次来，这位父亲都拎着特别重的水果，拖着一条瘸腿，看起来比一米六的女儿还矮。他解释了一句，女儿性格"不算好"，"心眼小，爱嫉妒"，从小也没什么朋友。他还告诉我家里没有亲属患有精神疾病，赵文娟估计只是生完孩子不久，又和婆婆爆发过冲突，才变得比较邪乎。

赵文娟的父亲向我描述了赵文娟发病那天的情况。

03

当时，赵文娟突然把正在怀里吃奶的孩子扔到地上，然后转身走到院子中央，高喊："臭不要脸的，有种你给我出来！"没人知道她在对谁喊话。正在洗衣服的婆婆惊呆了，赶紧抱起地上的孩子。赵文娟追了过去，抢走孩子，拎在手上，继续骂："敢跟我抢孩子，我咒你不得好死！"孩子一直在哭。婆婆上去再抢，赵文娟直接骑到了婆婆身上，拽着婆婆的头发。邻居来拉架，赵文娟见人就骂，逢人便咬。很快，公公、婆婆、丈夫、父亲、大姑，甚至结婚介绍人都来了，大家把她绑在床上。

商量了一晚上，大伙觉得赵文娟刚生完孩子，是得了"邪病"，得找"大仙"。来我们精神病院看病的人，尤其是农民，很多都先找过"仙儿"。这些"仙儿"某种程度上算是野生心理医生。有一次，"仙儿"把患者带到我们这里来，院里一个大夫竟然发现，这个"仙儿"是她心理咨询师课的学生。

赵文娟找的那位"仙儿"自称祖上专业"跳大神"，公开说自己学过心理学，认为"跳大神"的作用至少相当于"心理暗示"，多少有点效果。"大仙"的收费是一万块，只保一年不犯病。"大仙"拿着罗盘在家里四处测量，又是调整床的朝向，又是在床头放一碗水。家里还设了祭坛，早晚必上香。赵文娟的家人一切按"仙儿"的指示恭敬地执行，赵文娟喝下粉末冲的水，情绪似乎稳定了。她看了看周围的人，目光落在父亲和大姑身上："爸，姑，你们啥时候来的？"她不记得自己曾经打过婆婆，还摔过孩子，只知道自己可能做错了事。

才过了一个多月，赵文娟又犯病了。"大仙"过来提供"售后服务"，没有一点效果。他倒是实在，说这是"实病"，赶紧送医院。

生孩子对女性的身体与精神都是很大的挑战，这是每位母亲的伟大之处。作为主治大夫，我觉得赵文娟的情况，生孩子是主要诱因，但也有性格基础。

赵文娟的父亲向我讲了一些家里的情况。赵文娟上小学前，她的母亲因为车祸去世了。他没有再婚，一直在镇上摆摊卖水果，支撑父女二人的生活。赵文娟小时候经常被欺负，但她不软弱，有一股狠劲，敢和男孩子打架。李贵宇也证实了这一点，他还记得第一次见赵文娟时，自己临时有事，他让赵文娟先回家，改天再约，但赵文娟坚持要等。一等就是一个多小时，赵文娟没抱怨过一句。

李贵宇还发现，赵文娟怀孕后脾气和以前明显不一样了。她会突然变得暴躁，半夜跑到外面大喊大叫；有时情绪低落，一个人坐着哭，扯自己头发，甚至打自己。她会自言自语，突然大笑。问她说什么，她不答，转身走开。李贵宇觉得大概女人怀孕都是那样，也听哥们说过自己的老婆怀孕时各种折腾，就想着生完孩子后会好起来。

但生了孩子的赵文娟总在两个极端游荡：要么抱着孩子不撒手，谁也不许碰，要么在晚上呆呆地抱着孩子流泪。而有时孩子哭了，赵文娟却连理都不理。我注意到，李贵宇讲这些的时候情绪也变了。

我把赵文娟第一天穿着的大红礼服裙子交给李贵宇，他问我："赵文娟能好吗？"我理解他的担心，但没办法跟他保证。我能明显感到赵文娟心里藏着事，虽然规律服药会有效果，但没法保证受到刺激不再犯病。这个事，她自己不解开，医生的帮助总是有限的。

04

赵文娟住进我们精神病院的第三周，我开始当"住院总医师"。我们戏称这个职位是"总住在医院里的大夫"。那段时间，我的生活节奏和赵文娟她们几乎一致——早上六点多，赵文娟和其他患者会被叫醒，洗漱过后吃早饭；七点后吃药；八点半查房；护工和护士会尽量让大家出去活动，做广播体操；午饭过后，有一小时活动时间；每周三和周五下午三点半可以洗澡；晚饭则由医生下班前准备好。

每天晚上五点到八点之间，病房的二层小楼非常安静。楼上的男患者会打扑克、下象棋，如果想抽烟了，就去找护工帮忙点烟；楼下的女患者会在活动室里看电视剧，活动室有三四十平方米，大家面对面坐在几排塑料桌椅前，喝着大保温桶里的温水。我没什么事也会跟女患者们一起看电视，顺便聊聊天。和她们聊天，会觉得内心变得特别干净。精神病院与外界隔绝，待久了，似乎就不再会计较利益得失，会去思考一些本质的问题。

我和赵文娟聊天最多。经过两周多的治疗，她已经很平稳了，开始向我回忆究竟发生了什么。

"我体内存在着另一个人……"赵文娟说，她小时候，那个人就躲在体内的某个角落里。成年之后，自己常常表现出截然不同的性格，时而乖巧如少女，时而暴躁堪比泼妇。多数时候，她能控制住那个人。但自从生完孩子，她觉得自己很难再控制意识了。她说那个人非常邪恶，常常会有可怕的想法。她必须非常用力，才能不让他跑出来。赵文娟认为，摔孩子的就是那个人，胡说八道骂脏话的也是那个人。她觉得，有时候照镜子，会不认识镜子里的自己。小楼只有水房里有镜子，想象着赵文娟描述的画面，我会感觉毛骨悚然。好多次我想问她第一次见面时，她大骂"婷婷"的事，赵文娟都不愿多谈。我猜，也许赵文娟在担心，提起婷婷会勾出体内的那个"恶人"。

我见识过一次赵文娟体内的"恶人"跑出来。有一回，赵文娟的大姑带着女儿婷婷来探望。赵文娟母亲去世后，大姑特别照顾她，一放假就把赵文娟接到家里和婷婷一起玩。赵文娟和婷婷年龄只差几个月，大姑买衣服、玩具和书，总是买两份一模一样的。赵文娟的童年幸好有大姑在。

值班的医生知道赵文娟第二天就要出院，也没多想，直接带着她们去了女患者活动室。婷婷一看就是刚毕业的大学生，长头发，穿着米色的风衣，很有气质。结果赵文娟看到婷婷的第一眼就冲上来，接着便是一记响亮的耳光，还猛地拉扯婷婷，护工和大姑赶紧把她们隔开。婷婷被打蒙了，用手捂住左脸。赵文娟还不依不饶："冯婷婷，你不要脸，抢了别人的妈！"平时赵文娟管大姑也叫"妈妈"。赵文娟骂着，说自己比婷婷聪明，本来她该上大学，却被婷婷偷走了试卷。因为赵文娟情绪波动太大，值班医生就给她打了镇静剂。

我到病房看赵文娟时，她已经醒了。"为什么要打婷婷？"我问她。她不承认，坚定地说："我没有！"我知道这是赵文娟体内的"恶人"出现了，这个"恶人"嫉妒婷婷。

当时赵文娟已经住院第三周了，一次都没站在窗边骂人，睡眠也很规律。我和她的丈夫李贵宇本来商量，再下个周一就可以办理出院了，结果"恶人"在当周的周日跑出来了。等赵文娟心心念念的周一到了，一大早，我还没起床，就又听见赵文娟的骂声回荡在病房内外。她的状态和最初住院时差不多，只是闹得没当初那么厉害。

她暂时不能出院了。

05

出院时间推迟了十多天。走的时候，赵文娟和病友们道别，来办公室感谢医生。一些患者习惯了长期住院，反应很淡漠，但赵文娟认真地做着道别，还说会回来探望。病人为了离开而走进医院，可作为精神科医生，我总觉得我的患者更特殊些，因为肉体的伤痛好治，内心的平复很难。

一个月后，赵文娟回来复查，她记得每一个患者，也给女病房的好多人带了礼物。精神病患者之间的友谊和其他人不一样。很多人看精神病患者的眼光是异样的，再有教养的人也难以隐藏。但赵文娟对着窗外大骂时，患者会给她倒水。赵文娟有时会骂上对方一句，有时会接过水一口喝下。

曾有个患者在发病时，手脚都攀上了窗户的铁栏杆，老田就守在旁边，怕他掉下来，"谁没有犯病的时候"。

聊天时，赵文娟说羡慕我，我说她现在也很好。我了解到，她出院后就在家附近的敬老院找到了保洁工作。"敬老院里的爷爷奶奶真可怜，有些好久都没家人看望。"她常自费给这些老人买水果。"那些爷爷奶奶也喜欢你。"我说。赵文娟乐了："是啊。我也挺好的。"我问赵文娟之后有什么打算，她说想开一家服装店。"我卖过衣服，很多客人都很喜欢我。"她憧憬着未来的时候，脸上又浮现出了孩子般的笑容。我和赵文娟约法三章：第一，回家后还需要继续吃药；第二，每个月都要回来看我，我告诉她"不然我会想你的"；第三，如果感到体内的那个"恶人"要出来，就马上回来找我。赵文娟都答应了。

2013 年 3 月，赵文娟出院五个多月，李贵宇突然打电话给我，要送她回来。送赵文娟来的时候，李贵宇非常生气，说她回去前两个月还挺好，后来经常因为很小的事情发脾气。婆婆不敢惹她，害怕她"犯病"。家里人都小心翼翼地，尽量不让她干活，也不让她抱孩子。赵文娟是家里的一员，却成了所有人都不敢招惹的人。在敬老院工作时，赵文娟又和人打架，窗户玻璃都被她砸了。

办完手续，李贵宇转身走了。赵文娟在病房熟门熟路地和病友聊天，也不太把丈夫的离开当回事。她说敬老院里有个奶奶的女儿，含沙射影地讽刺自己没有妈妈。她要说法，结果对方不承认，于是赵文娟开始骂人，对方去找院长投诉。她说："你说我能不收拾她吗？""是得收拾她。""院霸"和几个患者在旁边附和。

<h2 style="text-align:center">06</h2>

和第一次住院差不多，赵文娟又对着窗外骂了一周多。

但平静的时候，她会跑来跟我说："陈医生，我已经稳定了，你打电话给李贵宇，让他带着孩子来看我行不？"

我联系李贵宇，他就和婆婆抱着孩子来。赵文娟抱着孩子挺高兴的，但情绪没保持多久，就突然冷淡下来。那天她一晚上没睡觉，第二天晚上还是失眠。我开始担心，通常连续两天晚上不睡觉，多半是要发病。果然，她开始扔东西。患者们的个人物品都不多，赵文娟能抓在手里的只有洗漱用品和饭盒碗筷。不过即使是发病，她仍然保持着一定的理智，别人的东西她不扔。她还会站到窗前骂人，一连好长时间，连我她都不怎么搭理了。中间，李贵宇来看过她，她说李贵宇假惺惺地来看笑话。李贵宇走的时候说，赵文娟总是犯病也不是办法。他现在有心理阴影，不敢让赵文娟回家。

有天早上，赵文娟站在一楼女病房的铁门边等我，看到我进来，又磨我："我想李贵宇了，你让他来看看我吧。"我说自己要查房，忙着呢，赵文娟不反驳，就跟在我身后，看着我一间一间查房。我给李贵宇打了电话，他说家里忙，没空。这之后，基本每天上午查房时，赵文娟都让我再给李贵宇打电话。每次李贵宇都说忙，来不了。我知道李贵宇在找借口。他在医院附近的居民区当保安，工作一整天可以休息两天。他的村子离医院也不远，他想来的话，并不难。

大概又过了两三个星期，一天下午，我看见赵文娟一个人坐在活动室里哭，她说想孩子了。她怕孩子再也见不到妈妈，也担心自己不能保护孩子，赵文娟说有时候看着孩子，会想咬一口，"甚至有掐死他的冲动"。她越说越激动，不断地问："这个病会好吗？"

赵文娟已经很多天没再要求李贵宇来看自己了。她很少去活动室看电视，总是独自坐在病床上发呆。每周二和周五下午，是患者洗澡的时间。病房里没有浴室，要去医院的大澡堂。每次洗澡都是一个护工在外面守着，一个护工在里面陪着。那天赵文娟在更衣室磨蹭了很久，迟迟不愿进澡堂。护工脱了衣服，自己进去洗了，更衣室里只剩赵文娟。

没人知道中间发生了什么，但赵文娟决定逃跑。

她挣扎着向前跑，手叉着腰，应该是岔气了。因为服用药物，赵文娟体重又长了十来斤，已经是个胖子了。等我们发现她的时候，她闯进了一片工地，工地里的工人全停下了手中的活，张大嘴看着一群穿白大褂的追赶着一个女人。

赵文娟终于跑不动了，一屁股瘫坐在地上。我向她走过去，牵起她的手，她一点反抗都没有，跟着我上了车。在车上，她靠在我身边，呼吸慢慢平复下来。我递给她一瓶水，她喝了一小口，然后趴在我的腿上，什么话都没说。回到病房，"院霸"兴奋地问赵文娟："你刚才跑啦？"赵文娟没理睬。当天晚上，她一切如常，吃药，睡觉。

07

赵文娟再也没让我叫李贵宇来看她了，一天中的大多数时候，她都躺在床上一动不动。有时候打饭她都不起来，护工打好了会放在她的床头，也不知道她吃了多少。我开始怀念她对着窗户破口大骂，至少那时的她还是活生生的。

这一次赵文娟住了三个多月院，规律服药后也没有什么不良表现，就又出院回家了。

2014年9月左右，出院一年的赵文娟又回来了。她的模样让我吓了一跳：她足足有一百八十多斤。

一年多来，赵文娟没有来复查，服药也不规律。李贵宇说赵文娟已经不能工作了，她成天发呆，好的时候，能稍微帮忙干点活；坏的时候，他们就给她吃药，让她在家里昏睡。赵文娟已经被家人视为累赘。李贵宇说自己拿她没办法，再来治一治试试，也算是努力了。办完住院手续李贵宇就走了，也没说什么时候会再来。

赵文娟第一次来的时候虽然刚生完孩子，体形不瘦，但还保持着年轻女孩的身材。而现在，她身形臃肿，目光呆滞。因为服药不规律，也因为是多次复发，她对药物反应不好。问她什么，她只用一两个字简单地回答。

第二个月李贵宇来交钱，都没有去看赵文娟，只是嘟囔着钱是借的，下次要让赵文娟父亲来交钱。

一天晚上八点多，我们正在发药，我突然听到一阵砸门声。李贵宇和赵文娟父亲都来了。赵文娟父亲说要带女儿出去离婚，李贵宇在旁边反唇相讥："你自己的女儿自己带走。"

后来我们了解情况才知道，李贵宇前一天和赵文娟父亲商量事情时，两个人吵了起来，李贵宇不知道从哪儿打听到，赵文娟妈妈曾患有精神病，犯病跑出去的时候，被车撞死了。他说："如果知道这个事，绝对不可能和赵文娟结婚。精神病是要遗传的。你们家太不是东西，这么大的事都瞒着。"

我看着赵文娟的父亲，他涨红了脸，却没有否认。我心里一惊，之前我多次问他和赵文娟母亲两家近亲里有没有精神病患者，他都坚决地否认了。如果早知道赵文娟母亲患有精神疾病，最初的治疗方案都将调整。此时的赵文娟已经出现了"衰退"现象，错过了最佳治疗时机。"她妈都死了20年了，你还提这个干吗？赵文娟是在你们家病的，一定是你虐待赵文娟了。"赵文娟父亲当着我的面哭起来了，说这么多年自己多么不容易。李贵宇只是在旁边冷冷地看着。

我去病房看赵文娟，她刚吃完药，手指机械地缠绕着头发，如同当初用手指缠绕气球线。她好像已经认命了，觉得自己的余生会和"院霸"一样，在这里一直住下去。

08

作为精神科医生，我常常觉得困惑，患上精神疾病到底是天灾还是人祸？我看着包括赵文娟在内的这些互相编辫子的女病人，她们每个都有可以称为"悲惨"的人生遭遇，很多时候我会将其归为"天灾"，比如近亲患精神病；但也有不少患者可以说是"人祸"，比如生逢变故；有些人真的是遇人不淑，被命运戏弄才得了病；也有一些患者怨不得别人——虽然这样说会显得缺乏同情心，但确实有些人就是自找的——而我说不清，赵文娟的遭遇到底是天灾还是人祸。

又过了一两个月，李贵宇突然来办出院手续，他说已经治不起了，要把赵文娟送到一百多里外的乡下。那边有一个便宜的治疗机构，每个月只需交三百多元的伙食费。里面除了有精神疾病患者，也收留流浪在外的孤寡老人。但那里的治疗水平跟不上，使用的都是老药，副作用很大，除了保证人不跑，不出事，做不了更多事情。我告诉李贵宇，吃了老药，赵文娟会变得更加呆滞，还会流口水。李贵宇不屑地说："和现在有什么区别吗？"

我劝不住李贵宇，只好给赵文娟办了出院。但是此时，赵文娟已经适应了这里的生活。

李贵宇办出院手续的时候，赵文娟独自在病房收拾东西。她的动作很缓慢，她将衣物、洗漱用品一件一件地放进编织袋里，状态不像第一次出院时，那么兴奋地整理好一切，和病友们一一道别。李贵宇嫌赵文娟太慢，走进病房，直接将床上的东西都划拉到一堆，乱七八糟地塞进袋子。赵文娟就呆呆地站在一旁看着。门口有人在围观，每次有人出院，病房里的气氛都会热闹起来。大家都想出去，但没人知道，赵文娟不是回家。李贵宇把赵文娟拉出女病房的小铁门，又走出病房的大铁门，让赵文娟坐到电动车的后座，带着她走了。

我再也没见过赵文娟，直到现在还会为她的孩子担心，那孩子和赵文娟一样，小小年纪就失去了母亲。

如果说这个故事还应该有一个主角，那可能就是赵文娟的母亲，可有关她是怎样的人，是怎样得了精神病，甚至是不是得了精神病，又是怎样出逃，出了什么样的交通事故身亡……所有这些我都无从知道。虽然也有遗传的情况，但我宁愿相信赵文娟和她母亲的病不是因为遗传，而更多是家庭的因素，或者是人内心的因素。

心理学中有个概念叫"期待效应"，意思是，你觉得事情会变好，那事情变好的可能性就会增加，反之亦然。站在高处，老想着掉下去，脚底就软了；对需要你帮助的病人，老觉得不会好转，他就真的不会好转了。有个心理医生也这么说："在病院里，越当他是普通人，他就越可能是普通人。你如果当他是病人，他就永远都是病人。"

而对于精神病人的家属来说，越往坏了琢磨这个问题就越想逃避，循环往复，最后就只能眼睁睁看着自己的家人被病症吞噬。

我前文提到的"院霸"的好朋友李雪，和赵文娟的情况类似。她就是在刚生完孩子不久后，被诊断出患有精神疾病。她有次在活动室里扇了丈夫一巴掌，其他患者都在一旁起哄，让她继续扇。难得的是，她的丈夫不躲不闪，非常镇定地让妻子打。之后还安慰我们，说精神科医生的工作挺不容易的。多亏了丈夫的不离不弃，李雪是我见过的恢复最好的患者。

人活着总会遇上事，大多数可以通过努力破解，但还有一部分，光靠自个儿是无解的。在精神病院这种地方，病人大多无法自主，只有家属用心，病人才有好转的可能。不是说"人定胜天"，但对现状和将来的态度是会从内到外影响一个人的。看着李雪，我总会想起早早就开始收拾不多的行李，盼着周一到来、家人来接的赵文娟。那时她的表情总是活灵活现。

傻瓜美人

2016 年 4 月底的一个下午，一个黑衣女人来到精神科，点名要找我。

四点多，我刚走到心理测量室门口，女人就赶紧站起身，朝我走过来，她穿黑色职业套装，短发吹得很有型，圆脸上有一双大眼睛，眼线清晰，眉形利索，嘴上还抹了口红，"陈医生回来了，忙吧？辛苦辛苦。"她跟我客套着，浑身透出一股职业女性的干练劲。我有点脸盲，一时没有认出她是谁。

"发际线。"她看我一脸茫然又尴尬的样子，笑着提醒。我立刻想了起来，半年前，我确实在医院的急诊室里见过她。但我又有点恍惚，拼命回想记忆中那个躺在急诊室床上，蜷缩成一团的女人——和眼前这个看上去精明强干的女人简直就是两个人。

虽然半年过去了，但这个女人的名字和职业我还记得很清楚。王娜，本地一家奢侈品店的店长。光看外表你绝对想不到，这个看起来就很厉害的女人竟然被男人情感操控了十几年。

"陈医生，我知道我应该挂号，但他们说你不出门诊。我就自己跑到病房来了。"王娜解释完自己突然出现的原因，不好意思地笑了一下，眼睛弯弯的，很可爱。不得不说，做销售的王娜有一套自己的交际方法，能迅速跟人拉近距离。明明我们只见过一次，但她跨过门诊直接来病房找我，却没让我感到突兀。作为精神科医生，我经常被病人邀请到他们心理的"后台"去看人生。不论站在我面前的人看起来多么光鲜靓丽，他们背后总有不为人知的一面，大多数"舞台表演"非常精彩的人，后台往往都是乱七八糟，甚至一片狼藉。作为奢侈品店店长的王娜也一样，她说："有些话，我不知道跟谁说，我知道自己很傻。"

那天心理咨询室被占用，我把王娜带进医生休息室里。我知道，王娜接下来要说的话可能不曾对任何人说起过。

白天，医生休息室里很安静，也很安全。窗帘总是半拉着，光线略显昏暗。我把唯一的椅子让给王娜，自己坐在对面的床上。王娜一坐下来，肩膀先垮了，眉头紧皱。有好几次，王娜张开嘴，却什么话也没说出来。看样子，她要说的话似乎真的有些难以启齿。我等了很久，然后站起来说："我先出去忙一会儿，你想好了再告诉我吧。"王娜急了，她终于开口："我前夫回来找我了。他说对不起我，只爱我。他被那个女人骗了钱，要我看在十多年的感情上，原谅他。"王娜的语气里全是自嘲。

这让我回忆起半年前，我们在急诊室初见的情形。

01

2015 年 11 月，我在急诊室里第一次见到王娜，她正蜷缩在一张病床上，脸色苍白、眼神空洞，精神还有些恍惚。她的病床边站着另一个打扮精致的中年女人，她向我讲述了当天早些时候王娜的"诡异行为"。

女人说自己是一家美容院的老板，王娜偶尔会去她店里做美容。那天一大早，王娜就去店里，要求做发际线上移。"她要做成清朝阿哥那个样子。"

女老板一脸的不可思议。

虽然此时此刻躺在病床上的王娜头发凌乱，但仔细看，王娜绝对是个美女，她的眉毛和眼线都是精心文过的。只是这种精致似乎并没有持续下去，她的新眉毛已经长出来了，眉尾像新树枝上搭着一截枯树杈。看得出她已经很久没有修过眉了。

美容店的女老板听王娜说要剃头，觉得她肯定是遇到事了，于是道："这事你回去再想想。"谁知王娜一把抓住她的手，开始哀求，"姐，咱们相处这么多年了，求你帮我这一次吧。你不帮我，我就完了。"王娜开始哭，说只有提高自己的发际线，她才能过这一关。老板劝王娜回家，可王娜的哭喊声越来越大，不仅影响了店里的生意，还吸引了很多路人看热闹。老板一边挣脱王娜的手，一边示意店员报警。这时候，歇斯底里的王娜突然晕了过去。后来被送到我们医院急诊。

急诊医生说，王娜晕倒是情绪激动导致的。在我们医院，如果遇到患者的言行难以理解，会请精神科会诊。那天，是我赶到了急诊处，搬了张凳子坐在王娜床头，看着她，说："我姓陈，你愿意跟我说说发生了什么吗？"

在那个遮挡帘隔起来的狭小空间里，我平静地看着王娜。王娜的眼神虽然涣散，但不抗拒，也没有躲开。我判断，她有倾诉欲望。

果然，王娜挣扎着从病床上坐起来，说昨天晚上，她发现自己老公和别的女人出轨了，她无法面对，就一个人在街上游荡。直到遇到一个算命的，那人告诉她，提高发际线可以转运。

"为什么你发现他和别人在一起不骂他呢？"我问。"我们离婚了啊！"我以为王娜是离婚之后还放不下，可她却说："我们是假离婚。"

2014年，王娜的老公准备买房。他说王娜的信用卡有逾期记录不能贷款。只要假离婚，他就可以拿到利率很低的贷款。两人就离了婚，买了房，王娜还帮"前夫"还贷。可前夫贷款拿到后，两人却没有再复婚。

半年前，前夫在她刚出院时找到了她，提出复婚，但俩人结婚证还没领，他又让王娜出去借钱。再近一段时间，前夫又说他生意上周转需要钱，让王娜向亲戚朋友借，加起来共有十多万。直到昨晚，王娜亲眼看到前夫和别的女人在一起，她才反应过来——"这是一场彻头彻尾的骗局。"发现丈夫出轨、骗钱，但她并不打算追究。"婚都离了，没办法追究。"王娜说。

听了她的事，我心里有了判断：30 多岁的王娜是主动变成"傻子"让前夫骗的。很多成年人的人格并不完整，比如深陷 PUA 骗局里的人。在他们的世界里，如果保持清醒不能帮助他们维持一段关系，那他们就会选择主动变成"傻瓜"。"坏的关系也好过没有关系。"——有时候人太害怕失去了。

离开的时候，我给王娜留了自己的工作电话。但我从没想过，半年后，她会真的来精神科找我。这次她真的病了。

02

"陈医生，我吃了两个多月药。"找到我的这天，王娜下了很大的决心才说出口。王娜的抑郁也和前夫有关。前夫最近一次找王娜借钱，王娜没脸再找别人要了，她就用自己的信用卡透支了十万给前夫。结果，前夫还跟那个女人混在一起。

得知王娜再次复合被骗，我感觉自己的脖子好像被人卡住了一样，堵得慌。如果一个人愿意傻，愿意被人骗，真的连老天也救不了。不过这次王娜清醒了一些，她凭着转账记录向前夫要回了一些钱。但之后她就一直睡不着了，还容易早醒。

我一边听王娜说自己的病情，一边从对面观察她。王娜穿着黑色职业装，但左手腕上却戴着一些装饰手链，看上去有些不搭。凭着过去的经验，我趁她不注意，突然抓住了她的左手，接着，迅速撸起了王娜的袖子。王娜皮肤很白，胳膊上却密密麻麻布满了伤痕。那些新割的伤口像翻开的嘴唇，在白皮肤的衬托下，格外鲜红。有些旧伤已经愈合了，只留下一条条蚯蚓似的白线，有的位置甚至留下了缝针的痕迹，应该是割得太深了。割腕通常是死不了人的，只是一种自杀的姿态。王娜自杀自残，也不是真心想死，是想折磨自己。

"我想来找你看病，可以吗？之前那个医生不跟我说话，每次去都只是开药。"王娜看着我说，抱怨起之前的精神科某医生态度冷漠。我可以理解这位同行，我也不喜欢出门诊，诊室通常很狭小，很多人挤在一起，根本没时间听患者讲话。医生只能抓住主要症状问一下就仓促开药，像流水线上的机器。

我愿意接诊王娜，但没有立刻答应她，"还割腕吗？"我跟她谈起了条件。

"不了，尽量不。"王娜认真地答，"不过有时候，我看到那个刀，就觉得很可爱。"

就这样，抑郁症患者王娜成了"我的患者"。她每月一次复诊，总会提前跟我商量时间，再趁着我夜班或者不忙的时候来。王娜喜欢待在安全舒适的诊室里，多跟我说会儿话。即使每个月只来一次，王娜还是迅速和精神科的医生护士打成了一片。有几次我在办公室里下医嘱，王娜在一边等，她没事做，就跟我的师姐们闲聊，讨论着各种大品牌的口红色号。说起口红，王娜的脸上就洋溢起自信的光。她兜里经常装着好几款口红，说到兴奋处，还会热情地握住我师姐的手，在师姐的手背上试色，给师姐讲解、推荐。每到这种时候，王娜说起话来就变得条理清晰，专业又有感染力，时不时还很幽默。如果不是在精神科病房，你可能很难相信，这是一个抑郁到要自杀的患者。

03

"只有我还有一丝力气，就会在人前强颜欢笑。"很多抑郁症患者都跟我说过类似的话。每次在心理咨询室里，只要我看到王娜的肩膀垮下来，就知道她有一些自己的事想要讲给我听。有一次，我问王娜，她父母怎么看她一而再再而三被前夫骗的事？王娜说她妈妈身体不好，没敢告诉她妈妈。

"你爸呢？""死了。"王娜语速很快，声音里没有一丝波澜。可我立即意识到，自己应该抓住这些被王娜轻易略过的东西。作为精神科医生，我发现，人越是讲痛苦的事情越会轻描淡写，甚至有很多人会笑着讲出来。比如一个患抑郁症的女人，她介绍自己晚上睡不着觉的问题，能絮絮叨叨说上十分钟，但她被老公家暴十几年，问她这十几年遭受的折磨，她只能对我说出三个字——"他打我。"

心理学的书上说，这个症状是：分不清主次。可我却觉得，真正的原因是这些人不想再面对那些痛苦。回忆和讲述意味着要再经历一次痛苦，他们只希望快进、快进、赶紧跳过去。王娜也试图在我面前快进，甚至掩藏那些和她爸爸有关的记忆，但还是被我问了出来。

王娜的姥爷是本地为数不多的有钱人，在 80 年代的时候，他就开了一家很大的饭店，市里有头有脸的人物，他几乎都认识。王娜的妈妈是家里的小女儿，从小就得到父亲的偏爱，哪怕是困难时期，她也有零食吃。但王娜的爸爸年轻时是个工人，背地里还打架、赌博，是个不务正业的小混混。当年，为了阻止女儿和小混混谈恋爱，姥爷曾把王娜的妈妈关在屋里不准出去。可在那个年代，王娜的妈妈未婚先孕了。姥爷没办法，只能同意他们结婚。

婚前，王娜的妈妈在家里没做过一顿饭，没洗过一次衣服。婚后的生活并没有她想象中幸福，王娜爸爸的恶习一点没改，甚至还动手打她。在王娜三四岁的时候，父母离婚了。因为爸爸是家里的独子，所以奶奶硬把王娜要了去，可奶奶身体不好，没多久就去世了。奶奶去世后，爸爸抱着王娜进了一栋老楼。这里是王娜妈妈的住处。爸爸把王娜放在前妻的家门口就走了。

这一天，在王娜的童年记忆里非常清晰。即使是白天，老楼的楼道里也很暗，王娜的周围全是黑的。她站在门口敲门，一直敲，没人开。最后她站累了，就抱着膝盖，背靠着门坐下。不知道过了多久，王娜听到了一个男人的声音："这个小孩是谁？"一个叔叔跟在她妈妈的身后，然后他把小王娜抱进了屋。"这个小孩是谁？"这句话像敲进了王娜的灵魂。哪怕长大成人后，她还是无数次地问自己："我是谁？"

在童年，王娜"丢了"自己。

04

过了很久，王娜才知道，爸爸抛下她之前，曾经提前给妈妈打过电话。"你要走了就要管到底，现在还给我算什么事？我也不要。"妈妈说。那时候，王娜的妈妈已经有了自己的新生活。

关于妈妈，王娜说："妈妈不打我，但也很少抱我，我从来不想她。"王娜就像一只皮球，滚到了姥爷的身边。姥爷宠爱王娜，经常把她扛在肩膀上玩。王娜说，那是她人生中最美好的记忆。姥姥很早就去世了，家里的保姆负责照顾祖孙俩。保姆成了王娜心里比妈妈还要亲近的女人。

王娜上小学的时候姥爷也去世了。因为没人照顾，妈妈把她送进了一所寄宿学校读书。小时候的王娜体形偏胖，生活能力很差，在寝室里总被人看不起，同学酸酸地说她是娇小姐，争相模仿她干活时笨拙的样子。听见别人嘲笑自己，王娜上去就揍，打架太多，王娜成了"问题少女"。学生时代，王娜几乎没有朋友，到了高中，她在玩网络游戏的时候结识了一个男孩，是职高的学生。在游戏里，这个男孩总在紧要的关头"救"她，他们在游戏里恋爱了。后来，这个男孩在游戏里向王娜求婚。

虚拟世界里的一场游戏让王娜产生了从未有过的依恋。第一次线下见面，王娜就发现，这个男孩长得有点像那个抱起她问"这个小孩是谁？"的叔叔。男孩给王娜买了杯奶茶，王娜感觉到了久违的温暖。她迷恋这种温暖——王娜心中的小女孩被唤醒了。后来，这个男孩就成了王娜的丈夫，再后来又变成了前夫。但在我们多次的谈话中，王娜竟从没有跟我说过这个男孩的名字。我更加确定，王娜是主动把自己变成傻瓜的。

这么多年，男孩的缺点其实早就暴露了。职高毕业后，男孩去网吧当网管，但他情绪不稳定，经常撒谎，王娜都忍让了。直到有一次，她撞见男孩和别的女孩在网吧亲昵。王娜提了分手，立即去上海投奔舅舅。可没过多久，男孩又追到上海求王娜。王娜心软，原谅了他。王娜第一次无原则地退让后，男孩越发放纵了。高中时期沉迷的那款网络游戏，王娜早就不玩了。可她和前夫的关系还是像当年两人一起打游戏一样，无数次地 game over and start again（游戏结束，重新开始）。

05

随着王娜复诊次数的增多，精神科的医生护士们早就不把王娜当外人了。王娜彻底放开自己，她再说自己的故事也不瞒着科室里的其他人了。每个月，我也在隐隐期盼着王娜给我打来预约电话。

过年的时候，王娜因为业绩好，获得了去欧洲旅游的奖励。回来的时候，王娜显得特别兴奋："我可以开始减药了吗，陈医生？"王娜告诉我，那天，她躺在一个教堂前的大草地上，望着湛蓝的天空，她感受到了温暖的阳光洒在她身上。她说自己仿佛看到了那个一直抱着膝盖，蹲在地上的小女孩。女孩脱离了王娜的身体，一点点地站起来，微笑着，慢慢飞走了。她心里想，这个孩子是谁呀？"我是王娜啊！"她像是突然反应过来。王娜说，那一刻，她泪流满面，"我终于不是一个没人要的孩子了。"她终于知道自己是谁了。

2016 年年底，经过治疗，王娜的抑郁症症状几乎都没有了，情绪也在逐渐平稳。一个周四，王娜再次来复查，状态好了很多。前夫再次来求复合，王娜看着这个男人的"表演"，觉得挺滑稽的，忍不住笑了出来。"我还有事，要去忙了。"她对前夫说。前夫赖掉的那些她向亲戚朋友借的钱，王娜靠自己一点点还上了。虽然被这个男人处心积虑骗了多年，但那一刻，王娜说她不恨了。

神奇的是，当王娜真的放下了，前夫也就不再缠着她了。"在某种意义上，爱和恨是一回事，都是浓度很高的情感。真正放下就是和自己的内心和解。"我跟王娜说。"这么多年，我的情绪终于不会被他带动了。"王娜感慨，她彻底从那个旋涡里跳脱了出来。"我才 32 岁，还有大把的人生。从此以后，我要为自己活。"那天在咨询室里，王娜显得很欣喜。

"为自己而活"，对所有人而言其实都是一件难事。王娜对我越来越敞开，还跟我说了好多新年打算。眼前的王娜，已经和一年多以前逼着美容店老板给她提高发际线的那个她完全不一样了。我觉得自己或许真的"治愈"了她。

我考虑给王娜减药了，但王娜却像是有顾虑，"我不吃药了还能来看你吗？我有时候也不想吃药，但如果我不吃，就不知道用什么理由来找你了。"王娜说。我笑了："我又不是药贩子，你想来就来啊！"在我们精神科经常能听到患者这样说："医生，我病好了还可以来找你吗？""医生，我有时候舍不得好，我觉得好了就不能来找你了……"大概每个人的内心都渴望被倾听，病人的信任让我的心里特别感动。

我和王娜越走越近，连她谈恋爱了，都是我观察发现的。以前王娜来复诊，总穿一身黑色的衣服，她说"黑色显瘦"。其实衣服的颜色和她的内心黯淡有关。那段时间，我发现王娜的衣服颜色丰富了，妆容精致了，脸上的光也藏不住，整个人都快要飞起来。"是不是谈恋爱了？"我问。王娜一下子就笑了。"是我说漏嘴了吗？"她愉快地承认了。王娜说有个男人正在追她，对她很好，她说："就是幻想中的那个样子。"我真心替王娜感到高兴，但王娜却很自卑，她觉得男人条件好，担心他会嫌弃自己结过婚，她说："我长得胖，那么笨……""你问过他喜欢你什么吗？"我问。王娜突然变得有些紧张，她说："不敢问，我总觉得是假的，我怕我一问，他就说是逗我玩的。"

自打承认了恋爱，三个月内，王娜就再也没给我打过预约电话，也没有在精神科出现了。她打电话告诉我："我已经停药了。虽然有时候还会情绪波动，但再也没有想过自杀。"那个男人是个很温暖的人，对王娜也上心。每次在她情绪波动大的时候，男人就默默地等她的情绪过去。"我终于体会到温暖的恋爱是多么美好的一件事了。"王娜说。我在心里默默祝福王娜，她的日子终于越来越好了。

06

2017 年 8 月，好久不见的王娜突然来精神科找我，神色显得很着急："陈医生，我总是头疼。有时候看东西很模糊，明明听到有人说话，但周围什么都没有，我不知道自己是不是疯了。"王娜的抑郁症几乎已经没有症状了，听她这样说，我也变得紧张起来。按道理，普通抑郁症通常不会有幻觉，除非是抑郁得非常严重了。

精神类疾病属于慢性病，难治、易复发。很多时候，我们好不容易治好了一个患者，人离开科室的时候，真的像重生了一样，但过不了多久又会被生活打回原形。这曾经让我产生很多自我怀疑——这样的努力有用吗？还是人真的无法与命运抗争？

王娜住院了，不知道为什么我总有一种不太好的感觉。诊断精神疾病得先做头部核磁共振检查。磁共振预约在三天之后，但我真的是太想知道结果了，就私下找了放射科的同事，把王娜的检查提前了。"出来之后赶紧告诉我结果，我不想等。"我拜托同事。

那天晚上，同事微信传来图片，是脑瘤。我又立即把图片传给另一个脑外科的同学，他看了图片说，这个脑瘤的"位置不好"。"颅中线稍微有点偏移，已经有脑疝的可能，需要尽快手术。""脑疝"这个词我并不陌生。大脑因为感染、肿瘤等原因，一部分脑子跑到其他地方占了位置，很容易死人。我感觉自己的心一下子就沉到了湖底，冰凉冰凉的，后脑勺也在发凉，整个头都好像缩小了。我不知道自己该用什么样的方式把这个消息告诉王娜。

第二天，我把报告单拿到病房，王娜躺在床上像正在思考着什么。看样子，她并不是特别担心。"这个是脑瘤，位置比较深，最好尽快手术。"我说。王娜比我想象的要平静很多。她说，来找我之前，她就在网上查过了。虽然知道网上查病不准，但她已经想到了是这个结果。我立即让王娜去另一家医院就诊。那里有全省最好的脑外科，还有我的师兄。我担心王娜挂不上号，又破例把我师兄的电话告诉了她。

可一周后，王娜竟然出现在精神科，又站在了我眼前。"陈医生，你看我的裙子漂亮吗？我爸给我买的！"那天，王娜穿了一条新裙子，笑靥如花，很漂亮。我见她这副样子，眼泪唰的一下就流了下来。

时隔几十年，王娜妈妈主动联系前夫，是因为他们共同的女儿生病了。

再次出现在这对母女家门口的时候，这个男人头发都白了。王娜不敢相信，这个人就是自己的爸爸。爸爸送来2000块钱，他嘱咐王娜买点好吃的，就匆匆地走了。看着他的背影，王娜又想到了那段童年的记忆。那天，爸爸把王娜放在妈妈的家门口，走得也很急，他甚至连门都不敢敲。

"你恨他吗？"我在咨询室里问王娜。王娜摇摇头："我早就想不起他的样子了，有时候想起爸爸，心里出现的是那个抱我进屋的叔叔的样子。"

拿着爸爸给的 2000 块钱，王娜在商场里逛了很久。她看见一条裙子，正好 2000 块，心里喜欢就买了下来。"我爸给我买的！"她固执地说。小时候，王娜看到别的孩子都有爸爸，她就回家问姥爷，自己的爸爸在哪儿。姥爷的答案永远只有一个："你爸死了。"很久以后，王娜才知道自己的爸爸并没有死。她见过几次，一个男人站在远远的地方看着她，但从来没有走近跟她说话。"那就是我爸。"王娜确定。

那天，王娜离开精神科的时候告诉我，下周一她就能住院了，不再是为了治疗精神疾病，而是脑瘤。

07

周三的时候，我正好要去那家医院附近办事，控制不住自己，我摸到脑外科去看望王娜。王娜经常跟我提起的"那个男人"——他的男友也在病房里，他陪在王娜的病床边，俩人正在聊天。为了这次手术，王娜一头干练的短发已经被剃光了。她爱美，以光头见我，显得有点不好意思。现在回想起来，其实那时候，我应该教王娜一些如何在术前放松心情的专业知识，可当时我的心情格外沉重，把一肚子的专业知识全忘了。王娜还反过来安慰我："陈医生，想开一点。医生说5年生存率很高，不用担心。"

我从病房走出来的时候，外面的天色已经很暗了，我的心中突然生出了一股愤怒。我特别绝望、无力，不知道自己该怎么办。生而为人，她太可怜了。过去，每月听王娜讲自己的事，很多事情都与我记忆里的一些事情高度重合，我有过一种错觉——王娜不是患者，而是我隔壁班的一个同学，我的朋友，甚至是身边的一个小姐妹。

接下来的一段时间里，我总感觉诸事不顺，连呼吸都成了负担，心里像堵着什么东西，我说话变得尖刻，成了一个行走的"炸药包"。一开始是同事说："你怎么回事，头发几天没洗了？"后来是患者说："陈大夫这两天不爱说话，晚上也不出去跑步，一回休息室就躺在床上，口头禅也变了……"

那天在办公室里，我心烦意乱，再次撕掉了一张写错了字的医嘱单。"还是王娜的事吗？"坐在旁边的师姐突然问。这个名字出现的时候，我感到脸上一阵湿热，眼泪已经不受控制地掉了下来，接着，我朝师姐大喊大叫……很明显，我的状态已经不适合工作了。作为别人的"情绪垃圾桶"，一名专业的精神科医生，我抑郁了。可悲的是，人一旦抑郁起来，脑子里有多少专业知识都没用。我知道自己的下一个去处应该是哪儿——54号诊室。

我离开山脚下遗世独立的二层小楼之后，就转到了现在这家医院。这里很大，是整个地区最大的医院，大楼很大，分东翼西翼，站在走廊上，一眼望不到尽头。"54号诊室"

夹在众多的专家诊室中，毫不起眼——却是精神科著名专家，我老师坐诊的地方。诊室只有十多平方米，但这个房间对我来说，就是子宫一般的存在，只要进去了，就温暖了、安全了。毕业7年多，每当我遇到困难或心情不好的时候，就会去54号诊室，回到老师的身边。是老师带我走进精神科这一行的，她是学术权威，却很少让人感受到压迫感。60多岁的年纪，自律、苗条、爱穿连衣裙，让自己永远活成了少女，讲起话来眼睛永远温和地看着你。

有时候，我会自作主张，拎着午饭去和老师一起吃；有时候，我会躺在她诊室的检查床上睡个午觉。但无论我什么时候去，好像都是理所应当的，老师从不过问。再出来，所有的问题都好像自动解决了。我的烦恼似乎并不存在，只是被一时的情绪蒙住了眼睛罢了。

08

2017年9月11日，一大早，我穿上10年前的白大衣，挂上"实习生"的胸卡，没有提前打招呼，就出现在了54号诊室里。老师推门进来的时候，脚步明显停顿了一秒。但她什么也没说，就继续往更衣柜走去。老师在这十几平方米的诊室里，见过太多种人生了。无论发生什么，她都见怪不怪了。老师换好衣服在我旁边坐下，看了我一眼，没有一丝客套，问："今天患者多吗？"我说多，老师深吸一口气："开始干活吧。"

精神科专家门诊，54号诊室的灯总是这层楼里亮到最晚的。很多次我跟随老师离开的时候，走廊里已经一个人都没有了。这个世界上需要被倾听的人太多了。

关于那天早上，我为什么会突然出现在她的诊室，老师一个字都没问，仿佛我就应该来似的。待在老师身边，哪怕我什么都没有说，都好像能找回10年前那个义无反顾，选择精神科作为职业方向的自己。我也常常希望自己的咨询室可以成为患者们的"54号诊室"，变成另一个子宫，让人感到安全、温暖。患者们遇到困难的时候可以来，开心的时候也可以来。

跟着老师坐诊的第三天，堵在我心口的那个东西似乎稍微松动了一点。我终于能顺畅地呼吸，窗户外面的阳光也能洒进来了。那天吃完午饭，我和老师一起散步，突然问她："老师，人为什么活着啊？""终于憋不住，要说了？"老师看着我笑了。她总是这样，你不说她永远不问。

老师认真听完了王娜的故事，她说："王娜的前夫多像她爸啊。"我并不关心这些男人，我只关心王娜："我想不通为什么！"王娜好不容易才从抑郁这条"黑狗"的嘴里逃出来，现在又被"死神"给盯上了。"王娜那么努力，为什么会这样呢？"我的愤怒里伴随着一种无力和悲哀，在命运面前，人是如此渺小，根本无力反抗。我不知道该把这股悲愤指向谁，就是很生气。"一个人活着的意义是什么？是来受苦的吗？"我问老师。那天傍晚，我从王娜的病房里走出来的时候，就不知道人生的意义是什么了。我久久地陷入悲愤的情绪里，没办法走出来。

"人生本来就没有意义。你赋予它什么意义，它就是什么意义。"老师平静地说。

其实一直以来，我都有一个困惑——我的老师从业几十年，听了那么多人的悲惨故事，她是怎么消化这些负面情绪的？"别往心里去就行。我啥都记不住，左耳朵进右耳朵出。"老师说。我心里一阵颤动，后来在工作中，我慢慢领悟了老师的这句话。

其实，这就是我们精神科医生的工作。比如治疗抑郁症，对精神科大夫而言有时就会有很大的创伤。我有一个师妹，刚毕业没多久，就负责治疗一个抑郁症大姐。师妹做得很不错，大姐的治疗效果也很明显。大姐出院的那天，给了师妹一个大大的拥抱。师妹特别高兴，毕竟拥抱在中国的医患关系中很少发生。

结果，这个大姐在回家的路上就跳河了。她给家里人留言说，自己不想再努力了。这件事让师妹非常受伤，她跑到54号诊室，待在老师身边"治伤"。老师告诉她，我们在对抗的是一个力量比我们大很多的东西。"她走了，去了她想去的地方。你努力了，你要原谅你自己。"精神科医生如果真把每个患者的故事都放在心上，那确实太沉了，背不动，也走不远。

那天中午，我和老师在户外散步，一直走到午休时间结束。

"明天还来吗？"老师问我。

"不来了。"我有些不好意思地笑了。

09

后来，我恢复了正常，又可以继续给其他患者提供治疗和帮助了。我没有再去打听王娜的情况，不知道过了半年还是一年，在一个会议上，我偶然遇到了那个脑外科的师兄。"你还记得你的那个患者吗？"师兄说，"她手术之后，很快就没了……"我心想，记得，当然记得。我了解她的每一段不快乐的过去，知道她聪明外表下一次次的自我欺骗，我更记得她的每一次努力，也喜欢她说出"我终于不是一个没人要的孩子了"的样子……人会出现抑郁可以理解为：心里有把刀捅向了自己，王娜的抑郁就是这样来的。而她的病好转，是因为她很勇敢地把刀拔了出来——她用父亲给的钱给自己买裙子，在病床前接受男友的照顾，不再在意自己不美的样子。我突然懂了老师说的话：我们在对抗的是一个力量比我们大很多的东西。而王娜很强大，即使在那个力量比我们大很多的东西面前，她终其一生都是在抗争的。

当时我的执业年限比较短，一度无法接受自己的患者心理上的疾病明明已经快治愈，却还要被脑瘤夺走生命。但几年过去，再次写下和王娜有关的文字时，我发觉自己想起她，脑中浮现的都是她最后一次来精神科看我的样子——她牵起裙摆，脸上笑得像花一样："陈医生，你看我的裙子漂亮吗？我爸给我买的！"

原来我们已经好好道过别了。

窗边的老米

老米是我们科的"哨兵",老米的窗就是他的"岗哨"。每天上班,我还没进大门,就听见老米的声音从二楼窗户传来——"陈大夫早!"哪个患者的家属来了,也总是老米第一个发现,然后冲屋里大喊:"××家里来人了!"很多人都知道老米,因为他特别热情,总是趴在窗户边上看楼前小路上过路的人,认识的、不认识的,他都笑呵呵地跟人家打招呼。

旁边工地的建筑工人休息的时候,会穿过我们院去附近的一个商场。我看过好几次老米跟路过的工人要打火机,用完了又给人扔下去,顺便跟人聊几句。他跟那些人说自己是"精神病",人家回:"你要是精神病,那我也该来住院。"然后几人一块儿哈哈大笑。其他科室的医生护士也经常问我,说,你们科那个总趴窗户的大爷是啥病啊?感觉比大街上的老头正常多了啊!

老米到底是什么病啊?关于这个问题我也疑惑了很久。

01

2010 年 7 月，我刚上班的时候，老米已经 60 多岁了，也是我们科成立不久就来了的元老级患者。第一天查完房我就记住了这个热情的老头，他长得特别像动画片里的老爷爷，笑起来满脸褶子，还缺了几颗牙，看起来特别慈祥。当时流行一种叫"米老头"的小零食，我买了几袋带过去给他看，开玩笑说应该找他当代言人。他特别高兴，说："这不就是我家生产的吗？"然后笑着跟大家分着吃。"老米"这名就这么叫起来了。

每次查房开门，老米就迎上来问，陈大夫昨天晚上睡得好不？看着眼睛有点肿啊。我感觉像他在查我的房。没几天，老米就把我打听得明明白白的，包括老家是哪儿的，家里几个人，父母是干啥的，有没有男朋友等等。

眼看着快到国庆放假了，有一天我去查房，老米没有像往常那样迎上来，而是端坐在他自己的病房，表情严肃。在我离开的时候他偷偷塞给我一张纸，然后使眼色，让我别告诉主任他们。我第一次遇上患者这样，一路攥着那张纸，心里紧张得直打鼓，脑子里不断想着以前看过的"被精神病"的故事，还有那个没办法回答的问题——

如果被抓进精神病院，如何证明自己是正常的？难道老米就是这种情况？是"被精神病"的？

回到办公室，我慢慢展开因为手出汗都有点发潮的纸。是老米写给儿子的信。信上有很多错别字，大意是说老伴很坏，把他骗到精神病院来关着。这里除非有人接，不然是不让出去的，让儿子趁着国庆放假赶紧来接他，如果不能来，就给他寄点钱和东西。

我想不出该怎么处理这种情况，感觉不能辜负老米的信任，就旁敲侧击问了师姐很多问题，可还是没有得到我想要的答案，直到快下班的时候，我终于忍不住给师姐看了老米塞给我的纸。师姐一看就笑了："我说你咋一整天都魂不守舍的。"她拉开一个抽屉，拿出好几张纸："老米给每个人都写过这样的信。"

我没松一口气，反而觉得一种恐怖的气氛向我袭来：发了这么多"求救信"都没有办法逃出这里，和电影《盲山》里那个被拐卖到大山里的大学生有什么区别？"我也是帮凶"这种想法折磨着我。

那段时间，因为老米没写具体地址，我没法帮他把那封信"寄"出去，查房的时候都不敢跟老米说话。他也不再笑呵呵地跟我打招呼，经常坐在自己床上抹眼泪，弄得我更内疚了。

02

我没见过老米的儿子，老米的老伴每个月都会来看他一回。她每次都拿很多东西，同时还要把上一个月的各种账跟护士长算一下——是真的账，需要算钱的那种。

老米特别喜欢在科室里"消费"，但自己又拿不出钱，就学会了写欠条。比如他看到别人穿一件皮夹克，就告诉别人他要买，然后就给人家写欠条，五百八百随便写。但穿不了几天他就会故意把衣服弄坏，别人也没法再拿回去穿。

老米老伴跟护士长说，请护士长让其他患者别再借钱给老米了，光住院费负担起来就很勉强了，老米跟别人借的钱太多，实在还不起了。其实主任已经跟所有患者都强调过很多遍了，让所有人都别借钱给老米，护士们只要看到老米手头有什么新玩意儿，就会让他还给别人。但老米"欠账"的问题还是很难完全解决。

后来老米变本加厉，又学会了惹新的麻烦。赊不来东西了，他就偷，只要谁家家属来了，有好吃的，他逮着机会就去偷。有一回，一个患者家属拿了只烧鸡来，去水房洗手的空当，桌上的烧鸡就没了，那个患者立刻就去找老米。老米不光吃，还故意往吃的上面吐口水，让别人没法再拿回去吃。气得那个患者犯病好长时间。

我"救不了"，对老米的内疚并没有持续太久，差不多半个月之后，有一天我上班，老远就听到头顶二楼传来老米的声音——"陈大夫早！"这老头又开始趴窗户了，我放心了。我也真切地体会到了上学时学的"双相情感障碍"是一种怎样的疾病：热情的时候如火，抑郁的时候又如堕地狱。很多人形容这种病就像"在天堂和地狱之间来回跳跃"。

老米因为常年服药，症状已经不那么明显，但也能够让我明显感受到这种在两个极端之间游走的人是什么样。窗户外面的人只看到了老米热情的一面，会觉得他比大多数正常人还好。而他躲在角落里蔫坏闯祸的这一面，除了我们和他的家人，没有人能看见——对于看不见的东西，人们就默认为不存在，所以才会不停地问：老米到底是什么病啊？

03

在热情的状态中时，老米从不吝惜自己的热情。护工们很喜欢他，他每天都会非常主动地帮忙干活，尽心尽力地站好他作为"哨兵"的第一班岗。食堂来饭了，老米就主动下去帮忙，病房里发生什么事了，老米会偷偷打小报告。当初卢伟他们养猫，就是老米向主任汇报的。大家都知道老米的这个毛病，所以那些长期住院的患者很多事情都会瞒着他。而老米连这个也汇报："那几个人在搞事！"让主任注意。

我们那儿每学期都会有很多学生来实习，每次只要有学生来，老米就会非常主动地和学生们说话，还会表演他的绝活，一段山东快板《劫刑车》——"华蓥山巍峨耸立万丈多，嘉陵江水滚滚东流像开锅，赤日炎炎如烈火，路上的行人烧心窝……这滑竿上边支着一个白布棚，棚下面端坐一位老太婆……您要问她是哪一个，这就是我们的地下党，武装纵队司令威震川北的双枪老太婆！"这是老米的保留曲目，只要大家有兴致听，他就会给大家来这么一段，连唱带比画，整段表演很精彩。每次演完，大家给他鼓掌，他都非常享受那个时刻。

很多患者都很孤僻，问话不怎么回答，像老米这种热情

的真是不多。看着老米，我总是想到一句话，没有人是一座
孤岛。老米很能折腾，这些折腾甚至给大家惹了不少麻烦，
但大家也很被这种"折腾"打动——这种折腾代表着渴望交
流、融入，渴望回归到正常的秩序里，渴望与人产生联接。
而只有一个对生活有期待、有要求的人才会折腾。

这种劲头哪怕在正常人当中也很难得。折腾成了老米的
日常，也构成了那些在窗口和老米打过招呼的人生活的一部
分。看他在人群里热热闹闹的，我时常会想，如果这老头没
有生病，一定比现在还受欢迎。没有人会拒绝老米，就像没
有人会拒绝有盼头、有生命力的生活本身。这也是大家喜欢
老米的原因：可能我们都需要"那扇窗"吧。

但关于老米抑郁的那一面，除了那张"求救"的纸，我
知道得不再更多。直到有一回碰上老米的老伴又来"结账"，
护士长有事耽搁了，老太太就在办公室等。我趁机问起他们
儿子的事。在精神病人说的话没有办法分辨的时候，我们需
要从别的途径来验证那些话的真实性。

老两口有三个孩子，两个儿子一个女儿。我问老太太：
"老米和孩子们还有联系吗？"

我提起老米给儿子写信的事，老米老伴很大声地说："孩
子他没养过几天，祸没少闯，现在没人理他。"而且他也没有
孩子们的具体地址和电话，让我们也别搭理他，"我一个人还
不够他祸祸？还想去祸害孩子？"

04

老太太说，老米从最开始住院到现在已经 40 多年了。20 世纪 70 年代，老米本来是供销社的采购人员，那时是特别吃香的工作。老米会利用工作之便，偷偷弄点生活用品拿到农村去卖，又从农民手上进点鸡蛋啥的卖给城里人。这种"倒买倒卖"让老米赚了不少钱。但是当时这种做法叫"投机倒把"，是犯罪，所以老米一边偷偷卖着东西，一边担心自己会被抓。

有一天他忽然听到邻居说，谁投机倒把被抓了！老米感觉就是自己的事情被邻居知道了，担心邻居会去举报。老伴记得那天很晚了老米都没睡，一直叨咕谁又坐牢了，谁又被抓了之类的。老伴劝他，以后就别干了。老米一面答应着，一面还是说："要是被抓了，她和孩子咋办啊？"

快天亮了，老伴听到老米在梦里大喊大叫。老伴赶紧把他喊醒。老米缓过劲来了，说梦到有警察来抓自己。那之后，老米就变得神神道道的，经常隔着窗偷听邻居家的动静，人家不在家，就担心是去举报自己了，在家说话，就觉得是在讨论要如何抓他。

渐渐地，老米开始丢三落四，工作算账的时候经常出错，在家里锁门总要反复锁好多遍，在街上看到穿制服的就会害怕。有时候老米又把自己收拾得干干净净的，说以后一定要赚大钱，让老伴和孩子们都过上好日子。

老伴是工人，每天工作都很忙，还要照顾三个孩子，经常因为老米的"神道"行为跟老米生气吵架。老米就这样有时候躲在家里不敢出门，有时候又斗志昂扬地出门"赚大钱"，来回反复。直到有一天别人告诉老伴，说看到老米在人家鸡笼子里蹲着，无论如何也不出来，她才意识到是得精神病了。

老米被送到精神病院之后，家里的主要收入没有了，三个孩子最大的也还在上小学。后来，他们就都陆续不上学了，十多岁就跟着别人去广东、福建打工，并且在那边安了家。老米的老伴说起这些情绪还有点激动，后悔身边一个孩子都没有。这个女人就这样自己又养精神病丈夫，又拉扯三个孩子。

一九九几年，家里老房子拆迁，盼了好多年的新房子因为开发商被抓，烂尾了。现在她60多岁的人了给别人当住家保姆，一方面挣钱给老米看病，一方面也是真的没地方住，得在雇主家住。她每个月休息两天，一天来医院看老米，一天去自己妹妹家借住。老米有时候也会跟着念叨，不知道自己家啥时候能收到房子，担心以后不住院了，没地方去。

老米住院以来换过好几家医院，只有在我们这里住得最久，他也最满意。他曾经去过一次敬老院，回来之后说敬老院不好，他老了可不想在那里住。我听他这样说就觉得很好笑，感觉好像在精神科住院只是他的"工作"，总有一天要出院"退休"的，而他在考虑自己退休后的生活。

05

有一天，老米老伴带了好多东西来医院，还带了一个巨大的好消息：家里烂尾多年的房子又活了，明年新房子就能下来！老米老伴终于守得云开见月明了，可这时的老米又添了新毛病。

他不停地管老伴要东西，他爱吃的一种饼干，一个月管老伴要十几袋。直到我们发现病房里很多人都有那种饼干，才意识到，老米又把东西拿去卖了。那种饼干在超市里面卖5元一袋，老米卖给大家2元一袋，所以销路很好，大家都抢着买。我实在想不通老米为什么要这样做，直到老米偷偷给我展示他的钱——其实一共也就几十块钱，被他用好几层纸包着，锁在床头柜里，钥匙挂在自己脖子上。

因为他总是乱花钱，所以老伴一分零花钱都不给他留，他手上已经很久没有过现钱了。

"我相中医院门口超市的一种烤肠已经很久了，下次如果有外出机会，我一定要买来吃！"老米捏着手里的钱，语气笃定地跟我说。

有一次护工带着他去外面干了点活，老米终于借机买到了他心心念念的烤肠，还顺便买了一种饼干。那种饼干比老伴给他买的那种差了很多，我不理解，问他："为什么要买饼干啊？"他得意地说："这是我花自己的钱买的啊。"那个时候我好像一下有点理解老米了——所有这些看似奇怪的行为都有一个内在的逻辑：老米想要的是一种对自己生活的掌控感。

　　老米一生中绝大部分时间处在让他发病的那种阴影之下。老米有不得不住院的理由，但他热爱生活的本性没有改变。他每天在窗户前跟认识的不认识的人热情地打招呼，其实是在用自己的方式和这个世界保持联系，他渴望维系自己那时隐时现的、对生活微弱的掌控感。

　　他需要那扇窗，就如同需要生活本身。

　　在我们山脚下的医院搬走前，我得知老米的老伴终于住进了自己的房子，老米也转去了别的医院。但愿老米的新房间还有一扇窗。

我们结婚吧

面前的女人死死盯着我。林鹏，啊，不对，现在应该叫"林鲲"，他的妈妈坚持要我在他的病历上这样写——"3个月前，因和单位领导发生矛盾，出现行为异常"——否则就不签字。可我的记忆不许我这么做。我清楚地记得，8年前的林鹏还是个刚上大二的男孩，没有跟任何人说就从学校消失了。警察是在距离学校一百多公里的一个建筑工地找到他的。他见人就磕头，让人原谅他，问什么都不说。工人们只好报了警。

林鹏被确诊了精神分裂症，这种病的复发率超过90%，患者多次住院是再常见不过的事情。只是接下来的8年，这个男孩就像很多只有匆匆一面就消失不见的病人一样，我没有再听说过关于他的任何消息。直到2019年5月，这个叫"林鲲"的男人来到我们科室住院。我第一眼看到他就觉得莫名熟悉，虽然五官成熟了不少，但还是和我记忆里8年前那个大二男孩的脸逐渐重合。陪在他身边的依然是他的母亲，要不是她强硬的态度，我都没注意到当年的林鹏已经成了"林鲲"。

同一个人，同一家医院，病史前后不一，被查到要算"事故"的。我很为难，林鲲的母亲却像早有准备："不会的！我儿子上次住院，我们提供的身份证号和地址是假的，查不出来的。"这样的事听起来匪夷所思，在精神科却非常常见。别的科的患者怕医保不能报销，总是尽可能详细地提供自己的信息，但精神病患者和家属因为"病耻感"，总是千方百计隐藏，很多人专门自费到外地治疗，就是担心会留下记录，影响以后找工作找对象。林鹏的母亲应该也是相同的考量。我面前的女人个头不高，看着普通，却相当有主见。

在临床上，我见过太多人因为各种现实目的给医生提供一套"说辞"，我们没有能力去核实，只能按照患者或家属的说法记录下来，签上"病史属实"。

我请示主任后，同意按照林鹏母亲的要求来写。只是病历可以改，但作为最清楚林鹏病史的人，他的主治医生，我并没有失忆。抹去姓名，甚至抹去经历，他们要改变什么东西？

林鲲妈妈说，因为得了这个病，他们找人算命，给儿子改了名字。这只是一个开始。对林鹏和他的家庭来说，他们在用这8年"改命"，改写一个寂寥生命的后半程。

01

病房里，身高一米八的林鲲抱着妈妈不撒手，像个受到惊吓的孩子。

他今年 28 岁，已经是当地的一名公务员了。此刻，他本应该穿着体面的衣服，得体地和同事开会，或者坐到自己整洁的办公室里处理各种文件。但现在他只能躲在妈妈的怀里才能安静一会儿。

林鲲这次的复发非常严重，整个人处在一种惊恐状态，几天没有睡觉了，黑眼圈大得吓人，但稍微闭上眼睛就会惊跳反射般地睁开。主任查房的时候说，林鲲，你别一直抱着你妈，让她歇一歇，林鲲点点头，双手松开一点，可母亲刚一直起腰，他立刻又紧紧抓住不让走。这种行为在心理学上叫"退行"，就是退回到小时候。有很多家庭生了二胎之后，原本已经能自理甚至上了学的老大会尿床；成年人在受到巨大打击或者生病的时候也会出现这样的症状。最严重的那几天，林鲲这么个四肢健全的大小伙子，连大小便都要妈妈陪着在床边解决。

处在紧张状态的林鲲几乎没有办法沟通，我们能做的只有等。

曾经礼貌得体、聪明优秀的儿子一夕间变成这副模样，最难受的就是父母，但林鲲的妈妈很平静。或许在这过去的 8 年里，她已经遭遇过太多次这样崩塌的时刻。

8 年前的林鹏远不像现在这样依赖母亲，恰恰相反，他说自己恨透了母亲，因为她完全体会不到自己的痛苦，像是"背叛"了他。于是他关闭了内心的大门，拒绝和母亲交流。林鹏其实从初中时就经常自言自语，但林妈妈当时因为忙着赚钱，根本顾不上儿子，整个高中阶段更是完全忽视了林鹏。

上次出院后，她把家里的生意都兑了出去，只留了一个饭店由丈夫管着，她则专心照顾儿子，一面四处求医，一面又请人算命。听算命的说改名就是改命，她给儿子改了名字，为了换风水，甚至迁了家里的祖坟。林鲲之前觉得自己的身体里有个洞，一段时间没有见到妈妈，那个洞里就会有可怕的东西跑出来。林妈妈就用了8年的时间和儿子朝夕相处，一点点去补儿子心口的洞。

入院一周多，药物起效了，林鲲的症状好了一些，所幸他依然记得我，愿意跟我交流。我看着眼前这个男人，蓝白相间的病号服，刚刚刮了胡子，垂着头坐着，脑子里还是会突然闪现出8年前那个有些害羞的男孩。我尝试着发问："你妈妈说你这么多年都控制得很好，挺了不起的，为什么这次复发了呢？""因为停……停药了。"林鲲说着，往洗手间的方向看了一眼，林妈妈正在里面洗东西。他停顿一下，补充说，吃了这么多年不想吃了，停了快一年了。"一年？"卫生间里传出林鲲妈妈的声音，她把洗好的水果放在床头柜上，招呼我吃，自己挨着林鲲坐了下来。林鲲立刻朝妈妈那边挪了一下，挨得更紧了。

林鲲应该是背着母亲偷偷停药的。林鲲的药不放在自己家，都放在单位和妈妈家。正常来说，他会每天下班前把药吃了再回家，但有那么几次，他忙忘了，没吃药，发现自己也没有什么异常，就渐渐停了药。但还有一个更重要的原因，林鲲当时没有告诉我。

第二天早上，还没查房，林鲲妈妈就火急火燎地到办公室找我，问是什么事，她支支吾吾不愿意说，非要拉着我去病房。到了病房，她神色慌张地掏出一沓钱，就要往我怀里塞，推拒之间，我的白大褂口袋被扯坏了。

在我的印象中，这个女人从来没有这样慌乱过。8 年前林鲲第一次发病，去学校办手续、交代病情、办理住院、签字，前前后后都是她一个人在张罗，明明是突发事件，但她硬是把每件事都处理得井井有条。而这一次，林鲲妈妈的表现简直是如临大敌。

最后她才说，儿媳要来医院，已经在路上了，让我一定要跟她儿媳说林鲲得的是抑郁症，千万千万不能提病史。我立刻明白了，林鲲停药的真正原因是：他结婚了，而且是隐瞒病史结的婚。

02

林鲲从一开始就想好了，绝不能把病情告诉妻子。这源于他之前的一段惨痛的经历。当年从我们那儿出院之后，林鲲一度崩溃，每天都需要抱着妈妈才能睡，妈妈如果不在家，他就得让爸爸在他的房间打地铺，视野里如果没有人他就会害怕。这样的日子重复了一年多，直到他回学校上学，遇到了一个师姐。师姐很照顾他，经常督促他学习，他的英语四级就是在师姐的帮助下考过了。出成绩那天，他去跟师姐表白，也说了自己的病。这是他第一次跟亲人以外的人说起自己的情况，但师姐婉言拒绝了。他陷入了极度的伤心之中，甚至产生了轻生的念头，多次试图从图书馆跳下去。

这段无疾而终的感情给儿子带来的伤害，林妈妈都看在眼里，所以这次，当林鲲再度遇到喜欢的女孩时，林妈妈叮嘱儿子，无论如何都不能泄露自己的病情。再跟着他担惊受怕重蹈一次覆辙，她就得跟他一起死了。

林鲲同意了。

但吃药，这个几秒钟就可以搞定的小动作却成了一个大问题。林妈妈会一粒一粒把治疗精神病的药从药盒的防潮包装里挤出来，装进一个"复合维生素"的瓶子里。有时，林鲲手里捏着药，会纠结很久：吃下去会立刻感觉非常恶心，恶心到不得不吐出来；但一旦停药就可能会复发。他不想吃，又不敢不吃。结婚之后，这种煎熬变得更强烈，他发觉自己一天比一天讨厌吃药，因为每一次吃药，单单这样一个微小的行为都会提醒他，自己是个"骗婚"的骗子。

有一天晚上，他想起来自己忘吃药了，说想去妈妈家一趟，妻子说要陪他一起去。他只能推辞说是有件事忘了，得回单位处理一下，妻子还是想陪他一起去，最后留在车上等他。他匆忙跑上楼去吃药，因为着急，一直拧不开瓶盖，一气之下把瓶子摔了。回到车里，他不知道自己该怎么面对妻子，那个夜晚，他被无边的内疚淹没了。

林妈妈为了守住儿子这份来之不易的幸福，也只能闭紧嘴，加倍对儿媳好。结婚的时候，女方虽然没有提出彩礼的要求，但她还是按照他们那里最高的规格给；婚房她全款买下来，还按照儿媳的心意又重新装修了；对于亲家母，她也从来不争，总是把自己放得很低，甚至儿媳还没过门，亲家母生病住院的时候她都会去医院帮忙照顾。

林鲲病情维持得很好，好几年都没有复发。她恍惚觉得，或许是当年诊断错了吧。

但就在林妈妈以为一切都在朝着"正常"的方向行进的时候，林鲲的病复发了。那天，她接到儿媳打来的电话，得知儿子一直打自己，还用脑袋撞墙。林妈妈意识到林鲲犯病了，她一边安抚儿媳，一边和老公一起送儿子来医院。她反复考虑过该把儿子送到哪里，当地的精神病院肯定不能去，人多嘴杂；北京、上海没有熟人，说不定一时半会儿住不上院，会耽误治疗。反复权衡，她才想着送到我们这里来。一是她对第一次治疗比较满意，二是距离远近也合适。为了成为一个不露破绽的"正常人"，林鲲和妈妈的这8年一直过得小心翼翼。

我不认为隐瞒病情结婚是正确的做法，只是，作为一个精神科医生，我的职业要求我要对我的病人负责。我答应了林鲲母亲的要求。如果可以，林鲲应该自己向妻子打开这扇门，这样对他们彼此的伤害都是最小的。那一整天我都心神不宁，一直在脑子里模拟见到林鲲妻子时自己该怎么说，但直到真见面了我才意识到，事情远比我想象的复杂得多。

03

这天晚上，一个女人敲开了我办公室的门，看她第一眼我就知道，她就是林鲲的妻子。她的怀里分明是一个三四个月大的小婴儿，此刻正睁着黑溜溜的眼睛，好奇地向四周张望。我准备好的所有话一瞬间都堵在了喉咙里。

父母亲单方患有精神分裂症，遗传概率大约是15%，确诊之后，我们会反复跟患者强调千万别要孩子。林鲲对此应该是心知肚明的，但他依然隐瞒了病情，并且有了宝宝。平时我很喜欢逗小孩，但面对林鲲的孩子我却心虚得要命。能否说出真相，我心里的天平也开始摇摆。

林鲲的妻子非常焦虑，她说林鲲父母不让她来，怕医院里人多把孩子折腾病了，怎么问也不告诉她具体在哪家医院。"我怎么可能安心待在家里？"林鲲妻子的这声疑问也戳在我紧绷的神经上。虽然不知道林鲲到底怎么了，但可能是女人的直觉，她今早终于从林鲲那里打听到地址，上了车又折回去，最后实在不放心，才又打车来了。她问我，林鲲真的是抑郁症吗？

她在等我的回答。而我看着女人怀里那个小家伙天真的眼睛，什么都说不出口。

谈话正欲陷入死寂，林鲲的妈妈突然出现，她自然地从儿媳手上接过孩子说："这大老远的，你咋还真来了呀？陈大夫跟你讲林鲲的病情了吗？恢复得老好了，过两天就该出院了。"然后又朝我使了个眼色。我能明显感觉到她的紧张。我跟林鲲的妻子说，可以上楼看看林鲲。

到了病房，林鲲已经睡下了。见到了熟睡安稳的林鲲，妻子多少放心了一些，简单说了会儿话，林鲲父亲就开车把儿媳和孙子送走了。

这对母子走后，我心里越发不是滋味儿。林鲲说过，他这次发病时之所以会用脑袋撞墙，是为了压抑自己施暴的冲动。已经有过好几次，当妻子让他看孩子的视频或是抱着孩子哄的时候，他就会燃起这种冲动。他内心深处知道，自己会给这个孩子带来危险。妻子对儿子的爱也让林鲲内心产生了强烈的嫉妒，熊熊的嫉妒之火时刻灼烤着他理智的保险丝。作为精神科医生，我经常不得不严肃地纠正自己很多浪漫主义的想法，精神病其实是不能被感化的。很多人觉得对一个精神病人好，他就会对你好，但其实你对他的好在他的理解里可能并不一样。如果放任不管，林鲲有可能做出伤害孩子和妻子的事情。

我一晚上都没睡好，一闭眼就能看到那双宝宝的眼睛在看着我，而在这双眼睛之外，还有一个女人等候的影子。他们像是林鲲的妻子和儿子，又像是林鲲的妈妈和林鲲。这两对母子的身影在我心里竟渐渐重叠，我似乎能预见到那些即将发生在林鲲孩子身上的事。

04

他可能从小就是一个不太懂得"分寸"的孩子，说一些不合时宜的话，做一些不合时宜的事。最开始在幼儿园的时候，他会特别在乎规矩，看到其他小朋友逆着滑道爬上滑梯，就立刻制止。因为这个，他第一次和别人打架。上小学了，他经常把同学的违规行为跟老师打小报告，如果老师没有处罚，他也会非常生气。舅舅和人相亲，他会当着大家的面说，这个阿姨没有之前的好看，还要戳穿，是我妈跟二姨这么说的。遇到妈妈单位的同事，妈妈给同事家的孩子拿了个苹果，他会觉得自己妈妈给的比这个阿姨上次给自己的大，就当着人家的面抢回那个苹果，又从袋子里挑了个小的给人家孩子。

因为这些古怪的行为，他常常被人孤立，从小到大基本上都没有朋友。但他不笨，读书很用功，会顺利地升入大学，只是情况并没有因此好转。他会因为一条"晚上十一点必须关灯睡觉"的规定和室友闹得很不愉快。他觉得如果自己不关灯，就没法按时睡觉，就会死于慢性中毒，他坚持认为自己必须这样做。但室友对他到点关灯有了意见，他觉得别人一直在开关上做手脚，他经常会被电到。为此他专门买了一双绝缘的手套。但这其实是他早期的两个症状：幻触和被害妄想，他每天都会因为"关灯"这件事担惊受怕。后来被害妄想越发严重，室友们不光要"电他"，还会在QQ上"骂他"，把他的秘密到处散布。

他不可避免地成了那个别人眼中的"怪咖"，承受着一个"怪咖"应该遭受的一切。这在日后会让他更羞于承认自己的病，也更耻于主动向周围人求救。所有的感受都只能封在自己心里。

直到有一次，他清楚地预感到，这一次一定会被"电"，无论如何也逃不过，于是他躺在床上，纠结了很久到底要不要去关这个灯——他最后还是去关了，果然觉得自己被"电"

了。他脑子里有个声音告诉他，再不走，就来不及了。至于去哪儿，去做什么，他都没想过。

他会在第二天一早离开学校，倒好几趟公交车，直到被路边的一辆挖掘机吸引，想起自己舅舅是开挖掘机的，小时候舅舅还会带他一起开挖掘机，于是他决定去找舅舅。他下了车，感觉口渴了，去超市买了一瓶水，喝水的时候突然想起来之前舅舅的相亲让自己给搅黄了，舅舅一定还在怪罪自己，肯定不会收留自己。怎么才能让舅舅原谅呢？他想给舅舅先打个电话道歉，但手机好像弄丢了。他曾听妈妈说过舅舅跟舅妈经常吵架，他一瞬间觉得舅舅婚姻不幸都是自己造成的，自己的罪孽太深重了……于是他逢人就磕头求原谅，像一个疯子，直到最后被好心的工友送去派出所。他蹲在派出所的角落等着父母来接。

这些莫名其妙却真实发生在林鲲身上的事，有 15% 的概率会在他孩子的身上重演。而林鲲的妻子和他们的孩子，对于即将到来的这样的人生还一无所知。我不知道今天见到的那个可爱的孩子，日后会不会有一刻特别怨恨林鲲和他的妻子？怨恨他们把自己带到这个世界上来，就像曾经的林鲲怨恨自己的父母那样。可孩子的妈妈毫不知情，她是满心欢喜嫁给这个男人的。如果有一天，她发现这个男人和他的父母其实每天都在对着自己演戏，又会是什么心情？

作为医生，我清醒地知道自己要遵守的规则和要履行的职责，可我依然陷入了从未有过的煎熬之中。我给不出一个答案。

05

每一次患者问我要不要隐瞒病情的时候，我都会陷入两难的境地。我接触过一个女患者，当初隐瞒病情和丈夫结婚，丈夫是独生子，年龄比较大了，公公婆婆给了很大的压力让她生孩子。她知道自己不能生，孩子也有遗传的概率，每次来开药她都会非常痛苦地问我，大夫，我该怎么办？我老公问我为什么不能生孩子的时候，我实在找不到借口了。终于，有一天她忍不住告诉了老公，自己患有精神分裂症。老公愤而要求离婚，不光不愿意和她分割共同财产，甚至连她的嫁妆也不打算还给她，还用她坦白的录音威胁她说要去法院起诉婚姻无效，他不能莫名其妙就二婚了。

摆在精神病患者面前的只有两条路：说了实话，基本上没有结婚的可能性；不说，除了提心吊胆面对另一半，还要一辈子活在说谎的内疚和痛苦之中。精神病人的家属也承受着同样的痛苦，他们或许比患者自己都更希望他们爱的人能够过上正常人的生活。

而我是在这两方夹缝中间的人。

关于精神科医生是否应该为患者的病情保密，在一次伦理培训上，我曾向一位全国著名的医学伦理专家提出了这个问题。他告诉我："这个问题对任何一个精神科医生都很困难，但是我们不能站在公共道德的立场上来看这件事，我们是医生，我们只能对自己的患者负责。"举个不太恰当的例子，就好像教堂里听人忏悔的神父不能把祷告者的秘密公之于众一样，我们只能守着这些秘密，以期他们在心灵的片刻宁静之后，做出更好的选择。

精神病人本来就有强烈的病耻感，如果在正规医院的医生这里得不到被守护的安全感，就会让更多的患者放弃正规治疗，转而去一些地下机构寻求治疗或者干脆不治疗，继续隐藏，这样对整个社会将是更大的危害。

虽然我没有权利要求他们必须这样做，但我还是会劝我遇到的每一个病人——至少在结婚之前，坦诚地告诉你的另一半。

林鲲病情稍稍稳定就出院了，他还在尽力维持"抑郁症"的谎言。精神疾病里也有"鄙视链"，抑郁症作为一种"时髦病"可以被接受，而精神分裂症不行。只是，撒谎的后遗症比我预想的来得更快。出院没多久，林鲲再一次来开药的时候情绪非常低落，他被负罪感折磨得快疯了。因为隐瞒病情，他一看到妻子和孩子就很内疚，这种内疚渐渐演变成逃避。每天下班后，他都会在车里待很久，看视频或者玩游戏，直到妻子和孩子睡着了才敢上楼。家里的电视和林鲲的手机共用一个视频账号，妻子看到林鲲那么多历史记录，就知道他晚归并不是在加班，以为是孩子的哭闹影响了林鲲休息，所以暂时带孩子回娘家住了。但妻子越是体贴，他越是自责。

06

林鲲觉得，自己是那种极少数的幸运者。病了这些年，他慢慢摸索出了一套和自己的病相处的公式——不能相信自己的判断和感受。比如说，他跟一个人说话，如果那个人没有理他，他脑子里的声音就会说，这个人恨他，会害他，然后开始寻找支撑这个观点的证据。最后，这仿佛就变成了现实。他知道如果被这种感觉牵着鼻子走，会非常危险。所以当"这个人要害我"这个念头出现的时候，林鲲立刻就否定，他跟自己说林鲲，你不重要，人家有自己的事情要做。如果自己的愤怒实在无法缓解，他就会立刻离开现场，等心情平复再回来解决问题。凭借这套处事公式，他已经好多年没有犯病了。

逐渐习惯并学会和自己的疾病相处，这也是林鲲停药的一个原因，他觉得自己能像正常人那样生活了。不吃药的时候，他几乎忘记自己是个病人。所以当妻子怀孕的时候，他将赌注放在那85%"不遗传"的可能性上，没有说出真相。

然而这一次的复发再一次把他打回现实，而且是更为严峻的现实。妻子走了，每天回家都是自己一个人，林鲲更不想回家了；回父母家，全家人看着他就像看着皇帝的新装一样，每个人心里都明白，但什么都不敢说；父母有时会去丈母娘家看看孩子，但战战兢兢的，也不敢劝儿媳回来。谎言像滚雪球一样越滚越大，林鲲自己的精神状况也越发糟糕。他开始觉得单位同事看自己的眼光有异样了，每次他一进办公室，别人就不讲话了。

他的处事公式失灵了，他告诉自己做你该做的事就好了，但隔壁同事很小声说话的时候，他还是会忍不住竖起耳朵听。他知道自己这个状态是不正常的，但是没有办法控制。

有一天他做梦，梦到自己双手被反绑着，用双膝在大街上跪着走，周围的人都在往自己身上扔石头。这种感觉好多年前就有过。那个曾经因为妈妈无微不至的照顾好不容易才合上的洞，好像又被捅开了。这一次，他要用什么去填呢？

聊天的过程中，林鲲几乎没有提起过孩子。这个孩子对他来说意味着什么，他也是回避的。我曾经不经意地提起，为什么要生孩子呢？不担心遗传吗？他也只是轻描淡写地说："大概是心存侥幸吧。"就不再深入讨论这个问题了。有时候我会明显感觉到精神病患者在某些方面的情感是缺失的，他们也许会被一件非常小的事情困住，比如出门先迈左脚还是右脚；又对于一些明显重大的问题视而不见，比如一个活生生的孩子。林鲲的这种缺失在有孩子之前并不是特别严重，做事虽然一板一眼，但也能被常人理解。这也是他能够过上相对正常生活的基础。

林鲲的内心其实有一扇门，当他特别在意一个人的时候，那扇门就会向那个人打开，曾经是帮他考英语的学姐，后来是妈妈，而现在这个人是妻子。

他的眼神越过我，好像也越过了我身后的窗户，飘向很远的未来。他说，他打算把他和妻子之间的门关掉了。

07

2019 年年底的一天早上，我挂号的名单上再度出现林鲲的名字。那天，进诊室的不光有林鲲，还有他的妻子。林鲲的妻子进屋后，摘掉脖子上的素格子的纱巾，和脱下来的浅色羽绒服一起，放在旁边盖着蓝布的诊疗床上。她穿着黑色略紧身的毛衣，身材还没有完全从孕期恢复，仍然有些臃肿。她用手捋了捋因为静电而凌乱的头发。她没有化妆，和第一次见时的焦虑慌张不一样，平静的表情告诉我，她是一个理性的人。

林鲲也把羽绒服放到床上，然后从随身带的包里面拿出来了几张纸——一个是他写好的这几年的发病和治疗经过，上面药物的名称和用量都标注得非常详细。另外一个，是他已经签好自己名字的离婚协议书。

我心里知道，林鲲把妻子带来门诊，是想让我做个证明。有时，患者会在医生面前做一些重大的人生决定。这是一份强大的信任，我很感激。林鲲看了看我，然后看着妻子说："我的病情陈医生最清楚，你有什么疑问可以问她。"林鲲的妻子也向我看来。"见证人"有时会变成一种非常尴尬的角色。

我看着他俩，脑子里毫无征兆地闪过林鲲妈妈的脸，她会不会来找我算账？指责我毁掉了她儿子的幸福？她是他们两人婚姻的重要参与者啊。

林鲲的妻子也是第一次看到林鲲那么详细地写他的病——那是他这8年来的每一个日夜。看完以后，她沉默了一会儿，对林鲲说："谢谢你告诉我这些。"然后转向我，说："我想跟陈医生单独谈谈可以吗？"林鲲点点头，站起来，走了出去。

眼前的女人比我想象的要平静得多。"这段时间，我一直在整理和他在一起的回忆。"林鲲的妻子缓缓开口。她比林鲲大两三岁，大学毕业后因为妈妈身体不太好，就回了老家，比林鲲早进那个公司。一开始，她觉得林鲲有点怪。有一天，这人换工位，在新的工位抽屉里发现了一包零食，已经过期了。同事告诉他扔掉就好了，他觉得不是自己的东西，自己没有权力扔，坚持要交给之前那个工位的同事。林鲲的认死理在女孩眼里，反而变得非常可爱。见同事说了林鲲一句"神经病"，她忍不住帮忙，说你才有病呢，然后帮林鲲把那包零食还给了以前那个工位上的同事。

她能感受到林鲲对她的喜欢，他把她说过的每一句话都放在心上，她提起一个电影片段，林鲲就会去找那部电影来看；听说她家里希望她找一个公务员，就告诉她，自己要考公务员。其实她只是跟闺密说起家里人希望她的对象能是公务员，她自己对这个是无所谓的。没想到林鲲听说后，特地跑来确认："你是不是希望嫁一个公务员？""是啊。"

"那我考上了我们就结婚。"

女孩觉得这人怎么笨兮兮的，却忍不住想照顾他。

08

林鲲真的开始准备考试了。他就坐在她旁边，一有空就拿出书来看，有时候，会眼睛亮晶晶地看着自己。晚上回家看书他还会把进度告诉自己。

　　看着这个男人如此认真地学习，就是为了和自己在一起，她真的心动了。说到这里的时候，林鲲的妻子不自觉地笑起来。

　　她中间一度也想过放弃这段感情，因为她觉得林鲲跟他妈妈过于亲密了，经常躺在一个床上，林妈妈会像哄孩子似的拍林鲲的背。她以为林鲲是一个"妈宝男"。但林鲲的妈妈对自己太好了，比自己的亲妈还要迁就她、疼她。她开始接受这件事情。

　　她也有过几个细小的瞬间觉得林鲲不对劲。比如，他总是用苍蝇拍开关灯，有一次为了找苍蝇拍在屋子里来回转。她跟自己的闺密打电话时开玩笑，随口说林鲲有强迫症，没想到林鲲当场突然情绪失控，说，这个习惯是他自己的事情，她凭什么管他？大晚上直接跑回了父母家。林鲲出院刚回家的时候，她想缓解一下气氛，调侃林鲲说现在这个人均抑郁的年代，就你爱较真，我闺密也抑郁过，过段时间就活蹦乱跳了。没想到林鲲愤而离席。只是每次离开后不久，林鲲自己就会回来，好像什么都没发生一样。她也适应了他这种发脾气的方式。

　　"你知道你们楼下的'医生简介'上怎么介绍你的吗？"林鲲妻子说。上一次到医院后，她抱着孩子在楼下站了很久，一直在看我的医生介绍——擅长精神分裂症/双相情感障碍/抑郁症的诊治。"我当时脑子里就闪过了一个念头，如果林鲲不是抑郁症，是精神分裂症，我该怎么办？"她开始在网上咨询一些专家，如果父母一方是精神分裂症，如何才能减少孩子的发病率。医生说，如果孩子在成长过程中能够得到很多的爱，发病率会大大降低——她已经在做准备，她似乎从来就没想过离开这混乱的一切一走了之。她觉得自己一直在等着这一天。

她的语气再平静不过，说出口的话却几乎让我汗毛直立，"我早就知道了。虽然林鲲隐瞒病情跟我结婚是不对的，但我觉得，我们的日子还可以继续过下去。"因为她深深地觉得，那些为了她的努力不是假的，两个人一起度过的时间不是假的，那一分一秒里沉淀下的感情不是假的。她是真的决定了要和林鲲继续过下去。林鲲真的很幸运。

但知道妻子的态度后，林鲲的脸上却没有太多喜悦，他说，如果不离婚，他会一直内疚，没有信心过好未来的生活。林鲲的态度坚决到让我和林鲲的妻子都感到意外。

"不可以不离婚吗？现在我已经知道了，我能理解你的苦衷，我觉得我们还可以继续走下去。"

"这次婚姻是从欺骗开始的，我必须结束它。如果我们还有缘分，以后可以重新再在一起。"林鲲给出了他的决定。

我看着桌上那份离婚协议：

房子、钱都给妻子；

以后的工资他会打出工资表，按照 2/3 的比例交给妻子用以抚养孩子；

孩子，妻子抚养更好，但是希望妻子能允许他和父母随时探视。探视前如果需要，可以提前预约；

…………

这份离婚协议和浪漫无关，但每个字眼都是诚恳的，每一个条款似乎都是一句来自父亲的"对不起"，又都是一句来自丈夫的"我爱你"。而他最后的这份勇气和坦诚，或许会让他们的未来有另一种可能。

09

我没有再见过林鲲夫妻。有时候我会想，他们最后究竟有没有离婚。

林鲲是一个非常讲规则的男人，如果不按照规则来，他的生活就可能会彻底崩溃。但我愿意相信，他们只是绕开了一段路，但目的地还是同一个，也终究还会一起走下去。

这是我所有故事里最让我纠结的一篇，因为这是一个患者隐瞒病史的过程。而我出于职业守则，却不能对一个在家庭中本该知道真相，也会被直接影响的女人说出实话。但我还是想写下这篇故事，想让更多人看到，因为这种种现象都有可能真实地摆到你的面前。不仅普通人要考虑，更是想跟那些"装睡"的人说："你们必须得有坦诚的勇气。"

曾经有一个确诊精神病的男孩一直认真地告诉我，他绝对不会隐瞒病情结婚，所以他每次相亲，都会在彼此有好感的时候告诉女方自己有精神分裂症这件事。每一次他得到的回应都是——

"我年龄还小，暂时不想谈恋爱。"

"我想以事业为重。"

"你是个好人。"

…………

次数多了之后，他悲愤地跟我说，难道精神分裂症患者就不配拥有爱情吗？然后，他问我，医生，你会嫁给一个精神病人吗？我愣住了，想了很久。

"清华大学之所以会录取钱锺书，不是因为他数学只考了 14 分，而是因为他语文考了 100 分。我不会因为一个男人有没有精神病史决定嫁或不嫁，但我会因为一个男人足够爱我嫁给他。"

这是我的答案。无论我做出怎样的选择，我都希望对方能给我知情的权利——让我知晓你的一切，然后决定爱不爱你。这也该是我的权利。

天才捕手计划
STORYHUNTING

故事编辑

渣渣盔

火柴姐

牛大碗

老腰花

扫地僧

小旋风

图书在版编目（CIP）数据

寻找百忧解：一个精神科医生的观察手记 / 陈百忧
著 . —— 北京：台海出版社，2023.2（2023.5 重印）
ISBN 978—7—5168—3454—1

Ⅰ . ①寻… Ⅱ . ①陈… Ⅲ . ①精神病－诊疗 Ⅳ .
① R749

中国版本图书馆 CIP 数据核字 (2022) 第 220925 号

寻找百忧解：一个精神科医生的观察手记

著　　者：陈百忧	
出 版 人：蔡　旭	封面设计：尚燕平
责任编辑：吕　莺	

出版发行：台海出版社
地　　址：北京市东城区景山东街 20 号　　邮政编码：100009
电　　话：010-64041652（发行、邮购）
传　　真：010-84045799（总编室）
网　　址：www.taimeng.org.cn/thcbs/default.htm
E－mail：thcbs@126.com

经　　销：全国各地新华书店
印　　刷：三河市兴博印务有限公司
本书如有破损、缺页、装订错误，请与本社联系调换

开　　本：880 毫米 ×1230 毫米	1/32		
字　　数：148 千字	印　张：7.625		
版　　次：2023 年 2 月第 1 版	印　次：2023 年 5 月第 3 次印刷		
书　　号：ISBN 978-7-5168-3454-1			

定　　价：59.80 元